高等卫生职业教育口腔医学、口腔医学技术专业实用技能型系列教材

供口腔医学、口腔医学技术专业使用

口腔预防医学

KOUQIANG YUFANG YIXUE

主　编　王春风　梅　君

副主编　魏　丽　朱亚利　伍廷芸　丁士育　李　红

编　委（按姓氏笔画排列）

丁士育　唐山职业技术学院

王春风　湖南医药学院

朱亚利　肇庆医学高等专科学校

伍廷芸　荆楚理工学院

刘　翠　沧州口腔医院有限公司

刘一龙　湖南医药学院

李　红　长春医学高等专科学校

李凌枫　菏泽家政职业学院

张　强　三峡大学人民医院

赵光叶　湖南医药学院

侯晔坡　湖南医药学院

梅　君　湖北三峡职业技术学院

魏　丽　沧州医学高等专科学校

U0278725

华中科技大学出版社
http://www.hustp.com
中国·武汉

内 容 简 介

本书为高等卫生职业教育口腔医学、口腔医学技术专业实用技能型系列教材。

本书共十章,内容包括绪论、营养与口腔健康、龋病的预防、牙周病预防与控制、其他口腔疾病的预防、口腔保健实践中的感染与控制、社区口腔卫生服务、口腔健康教育与促进、特定人群的口腔保健、口腔流行病学。

本书可供口腔医学、口腔医学技术等专业使用。

图书在版编目(CIP)数据

口腔预防医学/王春风,梅君主编.—武汉:华中科技大学出版社,2020.8(2025.2重印)
ISBN 978-7-5680-6385-2

Ⅰ.①口…　Ⅱ.①王…　②梅…　Ⅲ.①口腔科学-预防医学-高等职业教育-教材　Ⅳ.①R780.1

中国版本图书馆 CIP 数据核字(2020)第 149886 号

口腔预防医学　　　　　　　　　　　　　　　　　　　　　王春风　梅　君　主编
Kouqiang Yufang Yixue

策划编辑:蔡秀芳
责任编辑:余　琼　曾奇峰
封面设计:原色设计
责任校对:阮　敏
责任监印:周治超
出版发行:华中科技大学出版社(中国·武汉)　　　电话:(027)81321913
　　　　　武汉市东湖新技术开发区华工科技园　　　邮编:430223
录　　排:华中科技大学惠友文印中心
印　　刷:武汉市洪林印务有限公司
开　　本:889mm×1194mm　1/16
印　　张:9.75
字　　数:273千字
版　　次:2025年2月第1版第3次印刷
定　　价:38.00元

高等卫生职业教育口腔医学、口腔医学技术专业实用技能型系列教材

编委会

丛书学术顾问　文历阳　胡　野

委员（按姓氏拼音排序）

陈凤贞	上海健康医学院	蒲永莉	重庆三峡医药高等专科学校
杜凤芝	沧州医学高等专科学校	宋伯涛	菏泽家政职业学院
杜礼安	唐山职业技术学院	孙　萍	重庆三峡医药高等专科学校
何　勇	深圳职业技术学院	孙治安	安阳职业技术学院
黄元清	湖南医药学院	汤晓飞	首都医科大学附属北京口腔医院
金玉忠	沧州医学高等专科学校	唐瑞平	荆楚理工学院
黎　祺	肇庆医学高等专科学校	晏志勇	江西卫生职业学院
李翠英	北京大学口腔医学院	易建国	湖南医药学院
刘连英	菏泽家政职业学院	袁　宁	青海卫生职业技术学院
吕广辉	赤峰学院口腔医学院	张佳莉	武汉大学口腔医学院
马康黎	湘潭医卫职业技术学院	张少华	肇庆医学高等专科学校
马　涛	邢台医学高等专科学校	周建军	重庆三峡医药高等专科学校
马严俊	青海卫生职业技术学院	周曼莉	上海市徐汇区牙病防治所
蒲小猛	甘肃卫生职业学院		

编写秘书　陆修文　蔡秀芳

网络增值服务使用说明

欢迎使用华中科技大学出版社医学资源网yixue.hustp.com

1.教师使用流程

（1）登录网址：http://yixue.hustp.com（注册时请选择教师用户）

（2）审核通过后，您可以在网站使用以下功能：

管理学生

建立课程　　　　　　布置作业

下载教学资源　　　教师　　　查询学生学习记录等

2.学员使用流程

建议学员在PC端完成注册、登录、完善个人信息的操作。

（1）PC端学员操作步骤

①登录网址：http://yixue.hustp.com（注册时请选择普通用户）

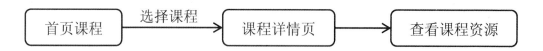

②查看课程资源

如有学习码，请在个人中心-学习码验证中先验证，再进行操作。

首页课程 —选择课程→ 课程详情页 → 查看课程资源

（2）手机端扫码操作步骤

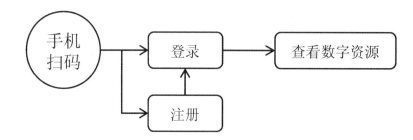

总　序

　　长期以来,口腔医学、口腔医学技术专业职业教育基本是本科教育的压缩版,以学科系统化课程模式为主,强调知识的完整性和系统性,各门课程虽各有关联但又都自成体系。职业教育在学制短的情况下,很难达到培养目标的要求,学生往往需要毕业后再教育才能胜任岗位要求。

　　在国家大力发展职业教育的新形势下,高职教育的指导思想不断成熟,培养目标逐渐明确。

　　为了在"十三五"期间进一步贯彻落实《国务院关于加快发展现代职业教育的决定》和《教育部关于深化职业教育教学改革全面提高人才培养质量的若干意见》等系列配套文件精神,满足"健康中国"对高素质口腔人才培养的需求,进一步强化高职口腔医学、口腔医学技术专业学生的职业技能培养,我们有必要进行教材建设,使专业教学符合当前高职教育发展的需要,以实现"以服务为宗旨,以就业为导向,以能力为本位"的课程改革目标。

　　在教育部高等学校高职高专相关医学类专业教学指导委员会专家和部分高职高专示范院校领导的指导下,华中科技大学出版社组织了全国近40所高职高专医药院校的近200位老师编写了这套高等卫生职业教育口腔医学、口腔医学技术专业实用技能型系列教材。

　　本套教材积极贯彻教育部《教育信息化"十三五"规划》要求,推进"互联网＋"行动,全面实施教育信息化2.0行动计划,打造具有时代特色的"立体化教材"。此外,本套教材充分反映了各院校的教学改革成果和研究成果,教材编写体系和内容均有所创新,在编写过程中重点突出以下特点:

　　(1)紧跟医学教育改革的发展趋势和"十三五"教材建设工作,具有鲜明的高等卫生职业教育特色。

　　(2)以基础知识点作为主体内容,适度增加新进展、新方向,并与劳动部门颁发的职业资格证书或技能鉴定标准和国家口腔执业医师资格考试有效衔接,使知识点、创新点、执业点三点结合。

　　(3)突出体现"校企合作""医教协同"的人才培养体系,以及教育教学改革的最新成果。

　　(4)增设技能教材、实验实训内容及相关栏目,适当增加实践教学学时数,培养学生综合运用所学知识的能力和动手能力。

（5）以纸质教材为载体和服务入口，综合利用数字化技术，打造纸质教材与数字服务相融合的新型立体化教材。

本套教材得到了专家和领导的大力支持与高度关注，我们衷心希望这套教材能在相关课程的教学中发挥积极作用，并得到读者的青睐。我们也相信这套教材在使用过程中，通过教学实践的检验和实际问题的解决，能不断得到改进、完善和提高。

高等卫生职业教育口腔医学、口腔医学技术专业实用技能型系列教材编写委员会

前 言

口腔预防医学是口腔科学(口腔基础医学、口腔临床医学、口腔预防医学)重要组成部分,以社区和人群为研究对象,研究群体口腔疾病的患病情况、发生与发展规律、群体预防措施和个人预防保健方法,促进整个社会口腔健康水平提高的一门学科。

为适应高职高专人才应具备临床与社会工作能力的需要,坚持以"必需、够用"为度的原则,根据高职高专学生学习的特点,本教材与其他口腔预防医学教材相比,在章节顺序与内容上有了很大的调整和更新。由于营养是全身健康的基础,营养元素的缺乏或不平衡会导致各种口腔疾病的发生,故本教材将营养与口腔健康提到了龋病、牙周病等疾病的预防之前,口腔流行病学与统计学基本方法作为技能应用提高内容放在最后。同时为了便于学生学习和激发学习兴趣,本教材在内容上增加了一些必要的基础背景知识或扩展知识的"知识链接""能力检测"等数字资源。

本教材的编写得到了湖南医药学院、湖北三峡职业技术学院、唐山职业技术学院、长春医学高等专科学校、肇庆医学高等专科学校、荆楚理工学院、菏泽家政职业学院、沧州医学高等专科学校、三峡大学人民医院、沧州口腔医院有限公司的各位编者的大力支持与协助,凝结了每位编者的心血与汗水,全体编者将自己丰富的教学和临床经验,以及相关教材的经典部分融入本教材中,在此特向他们表示诚挚的谢意。同时,本教材的顺利出版与发行,得力于华中科技大学出版社工作人员的通力协作,在此一并致谢。

由于编者学术水平有限,尽管已尽心尽力修正错误、更新内容,但书中难免还有疏漏、错误之处,敬请所有读者不吝赐教与指正。

王春风　梅　君

目　录

MULU

第一章 绪 论

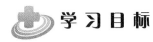

学习目标

1. 掌握：口腔预防医学的三级预防原则。
2. 熟悉：口腔预防医学的定义、研究对象和内容。
3. 了解：口腔预防医学的发展简史。

情境导入

据调查口腔疾病的发病率是所有病种中最高的，高达100％，其中龋病、牙龈炎、牙周炎、牙本质过敏和口臭是最常见的五大口腔疾病，时刻困扰着人们，而解决这些问题的关键在于口腔预防，请问：

1. 口腔疾病的预防原则是什么？
2. 口腔预防医学的发展经历了哪几个阶段？

医学是人类在生存发展进程中形成的促进人类健康、防治疾病的科学知识体系。现代医学已把它拓展为促进健康、预防疾病、医疗与康复四大领域。医学发展史表明，在各国的传统医学中都包含着预防和医疗两个部分。随着社会进步与科学技术的迅猛发展，尤其是最近几十年，人类对医学的需求与期望不断提高，推动了医学发展的进程从个人到群体，以至全人类。20世纪后半叶的现代医学发展已经开始抛弃以医治已患病人群为重点的传统，而趋向于以预防人群疾病发生、控制疾病发展、维护人群健康为重点。

口腔是一个污染的环境，殖居着大量微生物种群。口腔不仅是300多种微生物的储藏库、集散地，而且是许多慢性疾病危险因素的进入渠道和许多传染病如乙型肝炎、艾滋病等的传播途径。以龋病和牙周病为主的口腔疾病的病因、发病机制受到多种因素的影响，属于多因素疾病，同时又影响着多种疾病。其引起的病理改变，口腔的不健康、不卫生状况对人类整个健康造成的伤害与影响都很大，已成为国际共识。

第一节 口腔预防医学的基本概念

口腔预防医学是预防医学的一个分支，其目标都是预防疾病的发生、控制疾病的发展、康复机体的功能、保护和促进健康，使所有人尽可能达到最高的健康水平。

一、口腔预防医学的定义

口腔预防医学是口腔医学的重要组成部分，涉及口腔医学的各个方面，通过预防或减少口腔疾病的发生和发展,达到促进良好的口腔健康与功能的目的。它的规范名称是"预防口腔医学",目前,它的定义各个国家已达成共识,可以整合为"通过有组织的社会努力,预防口腔疾病,维护口腔健康和提高生命质量的科学与艺术"。

二、口腔预防医学的研究对象

口腔预防医学以研究人群的集体预防措施为主要对象,以研究个人预防保健方法为基本要素,通过研究,发现并掌握预防口腔疾病发生与发展的规律,促进整个社会口腔健康水平的提高。口腔预防医学具有很强的社会实践性,除了口腔专业人员与卫生工作者之外,它需要政府的支持、社会的关注,以及个人的积极参与。一切有关口腔疾病预防策略的确定,措施方法的实施与推广,都必须经过科学实践的验证。

三、口腔预防医学的研究内容

口腔预防医学的研究内容包括口腔流行病学和口腔健康调查方法、龋病和牙周病的预防、口腔其他疾病的预防、口腔保健用品的开发及使用、特定人群的口腔保健、口腔健康促进与健康教育、口腔卫生项目管理和口腔卫生政策,以及口腔保健中的感染控制等。

四、口腔预防医学的三级预防原则

随着传统的医学模式向生物-心理-社会模式的演变,口腔预防医学的观念也随之发生改变,由传统的口腔预防仅仅是防止口腔疾病的发生转变为不仅要预防口腔疾病的发生还要通过早期诊断、早期治疗等手段控制口腔疾病的发展,及时治疗已有的口腔疾病或促进口腔健康的恢复,全面提高口腔健康水平。口腔预防医学很早就成为口腔医学的一门分支学科,关系到保存健康牙列,维持口腔结构尽可能长期处于一种适当的健康状态。1965 年 Leavell 和 Clark 根据疾病的自然史,即病理形成前期(prepathogenesis period)和病理形成期(period of pathogenesis)两个阶段,把预防分为三个级别和五个阶段(表 1-1),以方便灵活运用口腔疾病预防的措施和方法。

表 1-1　预防的五个阶段

阶段	阶段主题
第一阶段	增进健康
第二阶段	特殊预防手段
第三阶段	早诊断、早治疗
第四阶段	防止功能障碍
第五阶段	修复

（一）一级预防

一级预防(primary prevention)又称病因预防,是指疾病处于病理形成前期过程,针对致病因素采取预防措施。如口腔健康教育、口腔卫生指导、控制菌斑、氟化物应用、饮食控制、封闭窝沟等措施。

（二）二级预防

二级预防(secondary prevention)又称临床前期预防,是指疾病已经进入病理形成期,但处于疾病的早期阶段,又称"三早"预防,即早发现、早诊断、早治疗,以阻止病理过程的进展,尽可能达到完全康复。如定期的口腔检查、高风险人群的发现和早期龋齿充填等。

（三）三级预防

三级预防（tertiary prevention）又称临床预防，是指疾病已发展到严重和晚期阶段，以防止伤残与康复功能为主要目的，如恢复器官的功能缺陷，尽可能恢复一定的生产能力和生活自理能力。如牙列缺损和缺失的修复。

第二节　口腔预防医学的发展

自从地球上出现了人类，就有了口腔疾病。据周大成著《中国口腔医学史考》记述，中国口腔医学史始于远古的旧石器时代。距今10万年以前，在山顶洞人的颌骨上已发现有龋。1万年至4000年前的新石器时代，人头骨上发现有龋齿和严重牙周病。当时患龋率较低（5.2%～8.5%），而牙周病却比龋病严重。从河南成皋广武镇出土的人骨中查明患龋率为19.5%，而牙周病患病率为66.7%。世界与中国有文字记载的口腔医学史约5000年。约公元前1400年的殷墟就有"疾齿""疾口"与"龋"的甲骨文记载。

整个口腔预防医学发展历程大致可以分为以下三个阶段：原始启蒙时代、科学基础的形成时代、口腔预防医学的诞生与发展时代。

一、原始启蒙时代

原始启蒙时代为公元前14世纪至公元1840年间。由于牙病的痛苦难忍，古人很自然就产生了预防牙病发生的意识，进行了一些预防牙病发生的实践。

1. 漱口　公元前1100年西周时代《礼记·内则》就有"鸡初鸣，咸盥漱"的记载，可见当时就有了早起漱口的最简便的口腔卫生方法。直至今日，漱口已成为百姓的口腔卫生习惯。

2. 咽津　咽津又称咽唾，公元前500年的汉墓中出土的简帛医书中的《养生方》说"朝未起，早漱口中唾，满口乃吞之"，对口腔自洁、咀嚼吞咽、湿润保护口腔黏膜有作用，可以防止口干、口臭以及口腔感染等。

3. 叩齿　每天坚持叩齿，可促进牙周组织的血液循环，增强牙周纤维弹性，起到固齿作用。《养生方》记载"朝夕啄齿不龋""鸡鸣时叩齿三十六下，长行之，无齿虫，令人齿坚"。

4. 揩齿　《黄帝内经》中的《素问·诊要经终论》曰："齿长而垢。"唐代孙思邈《备急千金要方》的"齿痛论"提出了揩齿预防龋齿与牙周病的方法。

5. 植毛牙刷　早在公元916—1125年的辽代已有骨柄植毛牙刷。到了宋代，用牛角制成器物，植上马尾，制成牙刷。国外的植毛牙刷到17世纪才有，据法国牙科学者福查德在《外科牙医》一书中记载：现在的牙刷是用马尾做的。可见植毛牙刷由中国人发明，比欧洲早500多年。

6. 刷牙　元代罗天益著《卫生宝鉴》，提倡要早晚刷牙两次。忽思慧在《饮膳正要》中强调晚上刷牙的重要性，提出"清旦用盐刷牙，牙无齿疾""凡清旦刷牙，不如夜刷牙齿疾不生"等。到了明代，帝王们的一些牙上出现了楔状缺损，说明刷牙已成习惯。

7. 牙签　我国使用牙签剔除牙间隙嵌塞的食物的历史很久远。明代李时珍在《本草纲目》中记载：柳枝祛风消肿止痛，其嫩枝削为牙杖，剔牙甚妙。清代出现了各种各样的牙签，如银制挂式牙签等。

8. 洁牙剂　最早的洁牙剂，特别是牙粉源于古希腊。早在牙膏问世之前的清代光绪年间，就有固齿刷牙散，这是用传统医学方法研制的洁齿剂。在6世纪的南梁时代，我国首次出现了世界上最早的药物牙膏。

9.砂糖损齿 早在公元 7 世纪中国人就知道食糖过多容易引起龋病。唐初,孟诜的《食疗本草》中记载:多食砂糖有损牙齿。北宋寇宗奭的著作《本草衍义》中也记有"砂糖小儿多食则损齿"。1881 年日本也有了类似记载。

总之,在这一相当长的口腔预防启蒙阶段,人们已经开始发明并应用多种原始的口腔保健用品与口腔卫生方法。但是由于当时科学水平的限制,还不能确切地知道这些口腔保健方法的效果以及防病机制。

二、科学基础的形成时代

科学基础的形成时代(理性发展阶段)在 1840—1950 年。以社会经济学发展与自然科学进步为基础,欧洲的文艺复兴运动推动了口腔医学的发展。18 世纪的法国医生福查德(Fauchard)与英国医生约翰·亨特(J. Hunter)联合编著了《实用牙医论集》,第一次把牙医学知识系统化。18—19 世纪,用于牙科临床的器械与材料的发明比较多,如拔牙钳、陶瓷牙、牙科椅、脚踏牙钻机等。1840 年美国巴尔的摩建立第一所牙学院,1889 年在法国巴黎举办了第一次世界牙科会议。

在这一期间,与口腔预防的科学基础发展有关的两个重要发现,即口腔中细菌的发现和氟化物防龋的发现,推动了牙医学专业的革命并指出了新的口腔医学途径,影响到口腔医学的教学、研究和临床的各个方面。

(一)口腔中细菌的发现

荷兰出生的列文虎克(1632—1723)发明了双凸透镜,即一种简单的显微镜,随后人们通过一系列观察首次发现了人类口腔是一个细菌世界,并得出结论:每个人口腔内都生活着很多的"小动物"。1880—1896 年,W. D. Miller 进一步对口腔细菌进行了研究,证明细菌作用于糖类,产生的酸可使牙釉质脱矿而引起龋病,并提出龋病病因学说——化学细菌学说。

(二)氟化物防龋的发现

1771 年化学家 Scheele 发现氟,1846 年 Wilson 在英国发现水中存在氟化物。1847 年 Ficines 报道认为牙釉质与牙本质中存在氟化物。1874 年 Erhadt 在德国月刊 *Membrabilla* 报道氟化物有增强牙釉质防龋的作用。当时在英国开始推荐儿童与孕妇用氟丸(氟化钾)防龋。1893 年 Hillebrand 首次报道了新墨西哥温泉饮水氟浓度为 5.2 mg/L(10.7‰ CaF_2)。1896 年另一个德国人 A. Denniger 指出氟化物可作为对抗牙科疾病的制剂,饮食中缺氟是引起牙病的重要因素,儿童、孕妇应补充氟化钙防龋。19 世纪末至 20 世纪初,英国已应用氟化钙防龋。在丹麦有氟防龋的出版物,把氟化物与牙健康的关系的揭晓时间提前了 40 年。

在 20 世纪初的十几年里,美国的 Frederick McKay、Black 通过调查,获得了两项重大发现:一个是斑釉(mottled enamel)流行的原因可能是受 Colorado 温泉水中存在的某种物质的影响,另一个是在斑釉条件下似乎不增加龋齿易感性。1931 年,宾夕法尼亚 New Kensington ALCOA 实验室的化学家 H. V. Chrchill 报道 A. W. Petrey 对水样做了微量元素的广谱分析,发现了水样中存在着高浓度氟,达到 13.7 mg/L。同年,美国 H. T. Dean 博士对斑釉流行病学进行了调查,结果表明随着饮水氟浓度增加,斑釉的严重程度增加,并在高氟地区提出改水的建议,水氟浓度应不超过 1 mg/L,最重要的结论是饮水氟浓度高是引起斑釉的最重要原因。经过将近 30 年的时间,McKay 的问题终于得到了解决。紧接着研究者又对氟牙症与龋病之间可能存在着负相关的关系进行了调查,结果显示随着饮水氟浓度的增加,人群中的龋发生率降低,研究进一步显示在饮水氟浓度为 1 mg/L 时患龋率最低。1944 年密歇根安大学牙学院与州卫生当局决定在 Grand Rapids 开展饮水氟化试验,并在 Grand Rapids 和 Muskegon 两个情况相似的地区做基线调查,1945 年 1 月美国首次提出并实施了饮水加氟这一措施。

20 世纪初,西方现代牙医学开始传入中国。随着牙科诊所、学校的建立,有关口腔卫生的刊物、宣传、展览、牙膏陆续出现,龋病、斑釉等调查开始进行,具有一定科学基础的口腔预防医学在中国开始萌芽并逐渐发展。

三、口腔预防医学的诞生与发展时代

口腔预防医学的诞生与发展阶段在 1950—2000 年。预防医学作为一门系统的科学诞生于 18 世纪末 19 世纪初。预防医学的发展受到社会变革的影响而表现为两个明显特征:一个是城市发展与城市化,人口增加、数量集中,使卫生问题也集中,为专门解决问题提供了机遇,促进了专业分化。另一个是随着生活水平的提高,享受成为人们生活之必需。但由于多种原因,政府逐渐增加了干预。政府干预有两种途径:①公共卫生途径:认识到环境是致病的直接原因,因而对环境采取综合治理措施。②个人预防途径:开展健康监测、健康教育,改善与健康有关的物质条件,促进行为习惯改变等。

1948 年世界卫生组织(WHO)成立,其在宪章中明确规定了 WHO 的宗旨是"尽可能使全人类达到最高的健康水平",规定了 6 个主要工作领域:卫生服务、人力开发、家庭卫生、疾病控制、环境卫生与协调热带病生物医学研究。从 20 世纪 50 年代开始,在把重点放在传染病、环境危害与营养缺乏上的同时,WHO 建立了口腔卫生项目,以保持和促进全球人口实现可以接受的口腔健康水平的目标。认识到充填治疗、拔牙与外科手术、冠桥与义齿修复并不能从根本上解决全球人口的基本口腔健康问题后,WHO 开始制定总政策,并在全球范围内开展预防和控制口腔疾病的项目活动。组成了 15 个专家委员会作为 WHO 的专家咨询机构,最早支持在新西兰召开的氟化物研讨会以及在美国、加拿大等开始的饮水氟化项目。20 世纪 60 年代以来,WHO 组织专家制定了《口腔健康调查基本方法》(1~4 版)。自 1969 年以来,WHO 建立了全球口腔资料库(GODB),每年发布一次全球龋病流行趋势报告。在 1975 年与 1978 年的两次世界卫生大会上,通过了有关饮水氟化预防龋病的决议,并向各成员国做出积极推荐。WHO 把 12 岁儿童的龋均不超过 3 作为一项指标纳入 2000 年人人享有卫生保健的指标体系之中,提出了"2000 年人人享有卫生保健和口腔卫生保健"的口号。1978 年 WHO 把社区牙周治疗需要指数(CPITN)作为标准纳入《口腔健康调查基本方法》(第 4 版简化为社区牙周指数 CPI)。1979 年,WHO 与国际牙科联盟(FDI)联合提出了 2000 年全球口腔卫生保健目标的指标体系。1981 年,在 WHO 提出的人体健康十大标准中,口腔卫生作为标准之一,其具体内容是"牙齿清洁,无龋洞,无痛感,牙龈颜色正常、无出血现象"。20 世纪 70 年代以来,WHO 口腔卫生处与 FDI 合作,组成了 15 个联合工作组,开展了广泛的合作研究,在 20 世纪 70—90 年代,WHO 先后组织了两个国际合作研究项目(ICS Ⅰ 和 ICS Ⅱ)。

20 世纪 80 年代,WHO 的主要工作是开展社区预防并帮助发展中国家培训人员,建立机构,开展国际合作口腔卫生发展项目。

在这一时期,另一个对全球口腔预防保健有深刻影响的权威机构是美国国立牙科研究所(NIDR),它也是成立于 1948 年。NIDR 成立后 10 年,主要是确认了社区饮水氟化防龋项目的安全、有效与经济,使饮水氟化项目取得了重大的科学突破,历史上第一次证明了龋病是可以预防的,是一项牙科保健革命。20 世纪 60 年代,NIDR 的主要贡献是证实了龋病与牙周病都是感染性疾病。

我国预防医学的发展始于 20 世纪中叶,牙医学向口腔医学的调整与发展也从这个时期开始。50 年代初,预防牙医学曾作为一门课程在大学的牙医学系内讲授。但是,在口腔医学迅速发展的阶段,由于受到当时苏联教学模式的影响,预防牙医学不再作为一门课程,而是并入口腔内科学范畴。20 世纪 50—60 年代,龋病的社会调查、龋病病因学的研究、氟的研究以及

在广州、东莞相继开始的饮水氟化防龋试点项目,还有口腔医疗小分队在学校与厂矿、居民区与农村开展的普查普治与群防群治工作等有了一定的发展。20 世纪 60 年代在龋病、牙周病病因学、氟防龋作用方面开展了研究,并对高氟地区的氟牙症流行状况进行了调查。20 世纪 70 年代,广州饮水氟化一度出现氟牙症而引起了学术争议。1975 年卫生部等三个部门联合发文在全国推广保健牙刷,并开始了防龋涂料、变形链球菌与龋病关系的研究,分析了中国人的龋病患病状况。1979 年北京医科大学口腔医学系成立了第一个口腔预防科。

20 世纪 80 年代以来,WHO 开始帮助中国发展口腔保健项目。1981—1983 年联合国开发署(UNDP)首先资助中国发展口腔预防项目,聘请 WHO 的巴姆斯(D. E. Barmes)和森特兰(C. J. Sundram)博士为项目顾问。1981 年举办了首次全国高校教师培训班与研究合作中心。1982 年,在卫生部领导下,由北京医科大学口腔预防科负责指导开始采用 WHO 标准方法,第一次进行了全国学生龋病与牙周病流行病学调查,使中国的口腔预防医学开始逐步与国际接轨。1985 年得到了联合国儿童基金会(UNICEF)的资助,部分地区开始了为期 5 年的学校儿童初级口腔卫生保健项目。1985 年开始以山西运城为发端,探索中国农村社区口腔保健模式。1987 年第一版高等学校口腔医学专业教材《口腔预防医学》正式出版。至此,全国已有 5 所高校成立了口腔预防医学教研室,口腔预防医学作为一门独立专业课开始正式纳入教学课程;同年中华医学会口腔医学专业委员会口腔预防医学学组在天津召开了全国第一次口腔预防医学学术会议,交流了中国口腔预防医学领域研究的进展。1988 年 WHO 西太平洋地区办事处在运城召开了本地区的口腔保健项目管理研讨会,并确定运城口腔卫生学校为 WHO 农村口腔保健合作中心。1988 年底成立了全国牙病防治指导组。1989 年 5 月在北京举办了第二届国际预防牙医学大会,使中国开始了口腔预防医学领域的第一次国际交流。同年 9 月 20 日以“爱牙健齿强身”为中心主题,开始了全国爱牙日活动,并确定以后每年 9 月 20 日为“全国爱牙日”。在卫生部和全国牙病防治指导组的领导下,我国于 1983 年、1995 年、2005 年和 2015 年开展了四次全国口腔流行病学调查。这些有代表性的事件标志着中国的口腔预防医学达到了科学基础与社会实践相结合的水平,已取得初步成效,缩短了与世界的差距。

1994 年,经国家民政部批准成立了中国牙病防治基金会,先后资助了一批口腔预防应用研究项目。1996 年成立了中华预防医学会第一届口腔卫生保健专业委员会。1997 年成立中华口腔医学会口腔预防医学专业委员会,2017 年 4 月卫计委成立了口腔卫生处,正式将口腔卫生保健工作纳入卫计委的工作范畴,预示着我国口腔卫生保健工作进入一个新的发展阶段。

四、口腔预防医学的未来展望

21 世纪将是预防医学的世纪。人们对疾病的预防意识将会大大增强、健康的生活方式和行为习惯会得到普及、慢性非传染性疾病的发生率会逐渐下降,传染病和感染性疾病会得到有效控制,人类的健康水平会得到普遍提高。

人们将更注重口腔疾病的预防与控制,突出以预防为重点,重视儿童、老年人群的口腔保健,注重对高危人群的管理。口腔保健方面强调初级口腔保健及预防。全世界今后的趋势将是初级预防和保健技术的普及、发展,更广泛的使用和推广。

口腔预防医学着重研究的问题包括以下内容:评价口腔感染与全身疾病的关系;促进窝沟封闭剂、黏结剂和龋齿充填材料的研究和应用;开发适用于不同人群的口腔疾病危险性的评价方法;明确氟化物防龋的作用机制,评价各种氟化方法中适当的氟离子水平;评价口腔疾病与全身疾病的关系,研究和开发防治口腔疾病的新技术、新方法。

现代口腔医学与医学的联系将更紧密。今后口腔医生将成为负责全体人民健康的专业人员的一部分,成为医学领域的专家和诊断家。科学发展为早期龋和牙周病的治疗提供了更多的全身及局部疗法,分子生物学和遗传基因工程学的突破提供了新一代的诊断实验、预防药物和疗法,使口腔医生在对患者进行口腔保健时有了更多的选择;生物学及其他进展将使牙周病预防有所突破。这些都促进口腔保健趋向医学,使最终消灭常见的龋病和牙周病成为可能。

总之,科学研究、社会实践、健康促进与专业队伍建设是 21 世纪我国口腔预防医学发展的基本途径。我国口腔预防医学的时代已经到来,"让牙齿为人类健康终身服务"的愿望将会在人类社会实现。

知识链接 1-1

本章小结

本章主要介绍口腔预防医学的基本理论知识,包括定义、研究对象和内容、三级预防的概念及口腔预防医学的发展阶段。通过本章学习,使学生掌握三级预防的原则,熟悉口腔预防医学的定义、研究对象和内容,了解口腔预防医学的发展史。

能力检测

填空题

1.口腔预防医学的主要研究对象是研究人群的_____,以研究_____预防保健方法为基本要素。

2.人体氟摄入主要来源于_____。

3.根据三级预防理论,中龋的充填治疗属于龋病的_____级预防,牙髓炎的治疗是_____级预防。

4.根据历史文献记载,最早使用牙刷的国家是_____。

简答题

1.简述口腔疾病三级预防原则。

2.简述口腔预防医学的定义及研究对象。

3.简述口腔预防医学的发展阶段。

(王春风)

在线答题

参考答案

第二章 营养与口腔健康

1. 掌握:营养与口腔疾病的关系。
2. 熟悉:微量元素与口腔健康之间的关系;龋病与糖摄入量的剂量反应关系。
3. 了解:合理营养在口腔疾病预防中的作用;与营养不良有关的口腔表现。

情境导入

　　人体的生长发育和健康的维持离不开均衡的膳食营养,越来越多的人认识到,营养素的缺乏或不平衡会导致各种口腔疾病的发生。请问:
　　1. 哪些口腔疾病与营养因素有关?
　　2. 保证口腔健康要如何合理膳食?

　　口腔器官的健康维持与生长发育离不开全身及环境因素的影响,其中包括营养以及全身感染等因素的影响。人类主要依靠膳食中所提供的营养来源来维持生命,保证机体的生长、发育。我们称这些营养来源为营养素,其中包括蛋白质、脂肪、碳水化合物、维生素、矿物质和水。这些营养素以不同的形式存在于我们的食物中,其中,蛋白质、脂肪、碳水化合物作为能量来提供热能,维持体温,满足生理活动的需要;蛋白质和脂肪又可以为机体修复、生长发育、合成抗体和激素提供材料;微量元素、矿物质和维生素则起到了调节物质,维护生理功能、协调运转的作用。然而,任何一种天然的食品都不可能含有所有的营养素。所以,要想达到膳食营养的平衡,需要将食物进行合理的搭配及混合。营养素的缺乏、不平衡都会损害机体的健康,同时也会损害口腔的健康。

　　大量动物学实验和流行病学研究表明:各类型糖类食品都具有很强的致龋性。儿童营养缺乏,饮食习惯不良、营养不均衡等都会大大增加龋病的易感性。通过增加营养素的补充,以及应用氟化物进行的防龋措施,能有效地预防和减少龋病的发生。因此,随着现代医学和口腔预防医学的不断发展,膳食营养对维持口腔健康以及口腔疾病的预防起到了重要的作用。本章主要讨论膳食营养与口腔健康以及口腔疾病之间的关系问题,让学生了解营养与口腔健康的关系,在以后的临床工作以及社区实践工作中能够进行合理的营养、膳食指导,有效预防口腔疾病的发生。

第一节　营养与口腔生长发育

　　口腔的健康发育取决于充足、均衡的营养。口腔的生长发育在一定程度上受到遗传因素的调控,但是环境因素对其起到了决定性的作用,这其中就包括重要的营养因素。营养因素对口腔组织的影响主要在两个时期,一个时期是牙齿萌出之前的生长发育期,也是人体生长发育的关键时期,这个时期是口腔颌面部及牙颌对营养因素作用最敏感的时期,牙釉质和牙本质的形成和矿化就在此时期;另一个时期就是牙齿萌出后,此时期膳食的摄入种类及方式对口腔的局部作用尤为重要。

一、蛋白质与口腔健康

蛋白质是人体生长发育的基础,口腔中的牙齿和骨组织矿化前的有机质都含有大量的蛋白质。在牙釉质中为造釉蛋白和釉蛋白,在牙本质、牙骨质和骨组织中为胶原蛋白,胶原蛋白为这些组织的形成和矿化提供了基本的物质基础。胶原蛋白的合成比其他蛋白质的合成更容易受到营养因素的影响。

人体内蛋白质缺乏对口腔健康的影响如下所示。

(1)影响成纤维细胞、成骨细胞、成牙本质细胞的活性,使成纤维细胞无法合成胶原。

(2)口腔上皮组织与牙周结缔组织中缺乏胶原蛋白,可导致牙周组织在局部刺激因子的作用下更容易感染炎症和发生变性,导致伤口不易愈合。

(3)导致牙釉质发育不全、牙本质钙化不良,牙骨质沉积过缓、牙齿形态异常以及萌出迟缓。

(4)对唾液腺生长发育产生不利影响。

由此可见,妊娠期妇女和儿童在生长发育时期必须要保证足量的蛋白质供给,以保证口腔组织生长发育的需要。另外,尽量多摄入优质蛋白质,植物蛋白质与动物蛋白质混合食用,相互补给。再加以足量碳水化合物和脂类物质的摄入,避免蛋白质作为能量被过多消耗。

二、脂类物质与口腔健康

脂类物质是人体重要的供能物质,在维持细胞正常结构和功能中起到重要作用。脂类物质对口腔的影响主要在两个方面。一方面,磷脂参与了牙釉质和牙本质的钙化过程,并存在于牙体组织中;另一方面,食物中的脂肪可以促进脂溶性维生素的吸收(维生素 A、维生素 D、维生素 E),其中维生素 E 可以破坏成釉器的完整性,维生素 A 缺乏可以导致骨组织异常变厚。

三、碳水化合物与口腔健康

碳水化合物亦称糖类化合物,是生物体维持生命活动所需能量的主要来源。牙胚中存在糖原及碳水化合物大分子,牙周膜、牙髓中存在氨基葡聚糖。在牙齿的钙化过程中,蛋白聚糖能有效地结合钙,履行着如下功能:与弹性蛋白和胶原争夺钙,减少异常钙化的可能;暂时储藏钙,在适当的时候进行释放,便于基质泡的有效利用;防止亚稳定态钙盐沉积。

大量研究表明,碳水化合物与龋病的发生呈正相关,尤其是蔗糖。小分子蔗糖会直接进入菌斑,被致龋菌所利用。限制膳食糖的摄入 2 年以上,能减少菌斑的形成,减弱其毒性。

四、钙、磷、维生素 D 与口腔健康

钙、磷、维生素 D 是牙齿和骨组织正常矿化的基础。钙与磷参与机体骨骼与牙组织的构成。钙是人体内较丰富的元素之一,约 99% 的钙存在于骨骼和牙齿中。钙与磷主要储藏于长骨骨小梁内,血液与组织钙起到储藏库的作用。钙与磷的主要功能是以羟基磷灰石的形式提供骨与牙的强度和硬度。而维生素 D_3 和机体的内分泌系统则帮助体内进行矿物质适应性调节,维持钙、磷的平衡。在维生素 D 当中,只有维生素 D_2 和维生素 D_3 具有营养价值。维生素 D_3 是维持生命、促进正常骨形成与钙化、病骨修复所必需的营养素,可以由皮肤经过日照而形

成,也可以通过食用动物来源的食品如蛋类、奶油、肝脏等摄取。

生长发育时期,如果维生素 D 缺乏,会导致牙釉质、牙本质发育不全、钙化不良,引起牙体部分缺陷。不同时期受到的损害导致的临床表现也有所不同。出生后第 1 年牙釉质形成受到干扰,恒牙中切、下侧切牙与第一横磨牙出现沟凹;如果干扰出现在出生后第 2 年,上侧切牙也受到影响;第 3~4 年受到干扰则会出现前磨牙与第二恒磨牙的损害。

第二节　营养与口腔疾病

口腔是消化道的起始,是人体重要的咀嚼器官,是营养摄入的主要途径,所以口腔健康对全身健康的作用是至关重要的。营养素的缺乏会使牙齿发育与修复功能产生严重障碍;全身营养障碍会导致机体免疫力降低,从而引起或加重口腔黏膜病与牙周病的发生。因此,营养是全身健康的基础,合理营养增强机体抵抗力与口腔的免疫能力才能有效促进口腔健康。

一、营养与龋病

在牙齿的形成与发育阶段,营养素对牙齿的主要影响表现在发育障碍、抗龋和牙齿的龋病易感程度。牙齿萌出后,蛋白质、维生素、糖类、脂肪、矿物质的饮食结构与龋病的发生关系十分密切。

1. 碳水化合物与龋病　碳水化合物与龋病发生呈明显的正相关。糖可以很快渗入菌斑当中,被细菌直接利用。致龋性最强的碳水化合物是单糖和双糖,特别是蔗糖。在龋病的形成过程中,适当控制糖类食物的摄入可以预防龋病发生,当然还要受到进食频率以及食物形状的影响。

2. 蛋白质、脂肪与龋病　研究表明,唾液蛋白如乳酸脱氢酶、乳铁质和溶菌酶都会受到蛋白质供给的影响;酪蛋白能够降低牙釉质的溶解度,防止牙釉质脱矿,提高牙齿的抗龋能力。脂肪可以减弱菌斑的扩散性,并可减少实验动物龋的发生。

3. 维生素、矿物质与龋病　维生素 A、维生素 D、维生素 C 的缺乏均可以导致牙齿的抗龋力下降,菌斑产酸增多。氟化物通过局部加强牙齿结构、抑制脱矿过程和增强再矿化而实现其抑龋目的。

二、营养与牙周病

营养素的缺乏或不平衡可以降低牙周组织对炎症的抵抗能力,引起牙周病的发生或加重牙周病的程度。

1. 蛋白质与牙周病　蛋白质是牙周组织健康的基础保证,如果缺乏会导致胶原变性,胶原蛋白对于牙周组织的形成和钙化有重要的作用。对于已经患有牙周病的患者,蛋白质的缺乏会加重牙周病的病情。研究表明,蛋白质缺乏可以降低感染组织的抵抗力和修复功能,引起更为严重的口腔组织感染,如坏疽性口炎。

2. 维生素与牙周病　维生素 C、B 族维生素、维生素 A、维生素 D 的缺乏与牙周病关系密切。

维生素 C 可以促进胶原生物合成,保持血管壁的完整性。维生素 C 缺乏会导致维生素 C 缺乏症,口腔表现为牙龈肿胀明显,可出现糜烂或者溃疡,牙龈出血。在局部因素的刺激下可以加重炎症。维生素 C 存在于新鲜的蔬菜、水果中,加热温度过高会被破坏。

B 族维生素的缺乏会引起全身抵抗力的降低。叶酸是 B 族维生素的一员,全身及局部应用叶酸对牙龈健康状况有显著改善。叶酸缺乏时,龈沟上皮细胞转化率特别高,特别脆弱,易受伤害,会削弱这一上皮层的屏障功能。

维生素 A 缺乏可干扰上皮细胞、骨质和软骨的正常发育,使牙龈组织出现角化不全、发育不良,并有形成牙周袋的倾向;也可损害宿主的某些防御机制,包括吞噬作用、溶菌酶的合成以及维护上皮的屏障功能。

维生素 D 帮助维持体内矿物质适应性调节,平衡血清钙与磷的水平,帮助维持骨细胞的平衡。适当的钙、磷和维生素 D,对牙槽骨、根部牙骨质等牙周组织有支持作用。动物实验显示维生素 D 缺乏时牙槽骨疏松与牙骨质钙化缺陷、钙化不良,或正在钙化的牙骨质停止矿化。

三、营养与口腔黏膜病

口腔黏膜病病因复杂,与全身营养缺乏、代谢障碍、免疫功能减退等密切相关,常是全身或系统性疾病的口腔症状或先兆。口腔黏膜是机体与外界接触的屏障,对外界各种反应灵敏,极易受到损伤,但恢复较快。口腔黏膜对营养缺乏的反应较为敏感,尤其是对维生素缺乏较为敏感,如 B 族维生素、维生素 A、维生素 C 等。缺铁性贫血可引起口角炎或口角裂纹、唇炎、舌炎、牙龈炎,同时还伴有许多口腔症状,如口腔黏膜充血、红肿、烧灼感、感觉过敏、疼痛、舌水肿等,甚至出现口腔疱疹、舌溃疡、吞咽困难等,严重影响进食和咀嚼。当维生素 B_1 缺乏时可引起口腔颌面部神经炎。维生素 A 缺乏可表现为口腔白斑。均衡膳食营养,提高机体免疫功能可以减少口腔黏膜病的发生。

四、营养与口腔感染、创伤

(一)营养与口腔感染

营养不良会增加机体对感染的易感性。当营养缺乏时,机体的防御屏障可不同程度地受到影响,皮肤、黏膜组织抵抗力下降,增加感染概率,加重感染程度。

感染可导致进食受到影响,感染状态下机体对能量及蛋白质的需求急剧增多,膳食中的营养不能够正常摄入,促使营养不良状态的加重。机体的防御屏障功能可不同程度地降低。

(二)营养与口腔创伤

一方面,营养不良可以降低口腔黏膜上皮的防御功能,使其容易遭受物理化学性损伤和其他原因引起的创伤;另一方面,口腔创伤也影响营养素摄取。对于任何创伤,及时供给蛋白质均有助于胶原的合成、成纤维细胞与成骨细胞的形成。补充蛋白质还可以纠正创伤或术中蛋白质的损失,并加速恢复,以及增加机体的免疫功能。同时补充维生素 A 和维生素 C 有助于伤口愈合。因此,及时补充必需的营养素是所有创伤修复、伤口愈合和康复的基础。

五、膳食与牙侵蚀症

牙侵蚀症(dental erosion)是一种不可逆的牙齿硬组织的缺损,其发生与酸性物质的化学反应相关,而与细菌无关。许多国家对牙侵蚀症的流行病学调查显示:乳牙列和恒牙列的牙侵蚀症的流行病学指数分别高达 65% 和 62%,尤其是儿童。牙侵蚀症在世界许多国家已经成为一个新的口腔健康问题,它与饮食有关,尤其是与喝甜饮料与碳酸饮料有关。它是一种化学侵蚀与溶解。

理论上,一些含酸饮料和食物易导致牙侵蚀症。酸性饮料包括酒精饮料和非酒精饮料(软饮料)。而软饮料又包括多种含糖和不含糖的酸性饮料,如碳酸饮料、水果口味饮料、果汁、能量和运动饮料等。对儿童的研究显示,与偶尔饮用软饮料的儿童相比,每天饮用软饮料的儿童患牙侵蚀症的可能性大,并且与每天饮用的量呈正相关。

饮用大量酒精饮料也可导致牙侵蚀症,除了与酒精饮料的酸性成分有关外,还与其他情况相关,如胃液反流,频繁的呕吐和唾液的变化等。

过度或者以异常方式食用酸性水果(如生柑橘、苹果和草莓)也与牙侵蚀症关系密切。

六、营养与唾液对口腔健康的影响

唾液具有冲刷、清洁口腔的作用,唾液里面含有淀粉酶,可以将食物中的淀粉分解,唾液中的溶菌酶能水解多糖或黏多糖,起到抗菌作用。当强刺激物进入口腔时,唾液立刻增多,以降低刺激物的浓度。

唾液是由口腔内唾液腺分泌的液体,除了具有维持下颌下腺与腮腺的正常分泌活动外,还具有调节钙的代谢、促进骨和牙齿硬组织发育的作用。

第三节　合理营养与膳食指导

一、合理营养

人体需要每天通过膳食提供各种营养素,来维持机体热量和能量平衡。人体对营养的摄取,应根据代谢需要量来制定。膳食供给量是指每天通过饮食向机体所提供营养素的量。膳食需要量为满足机体合理营养的需要由膳食供应的量。代谢需要量是指维持正常生理功能所必需的最低的基数,低于此基数时不能保持机体健康。因此,将不同种类的食物之间按一定的比例合理搭配,既可保证机体对各种营养素的需求,又可避免机体营养过度。

碳水化合物提供每天需要的总热量的 $55\%\sim65\%$,可适当减少。淀粉类食物,如谷物、面粉类食品、水果与蔬菜(特别是土豆)是其主要来源。这些食物也含有相当量的维生素与矿物质。尽量少摄入糖类物质如糖果、蜜饯、果酱、果汁与饮料,可以减少菌斑的形成,有益于牙齿与牙周健康。

脂肪是人体主要的热源物质,含有的热量相当于等量碳水化合物与蛋白质的两倍。每天 $50\ g$ 脂肪即能满足需要,占总热量的 $25\%\sim30\%$。乳制品是脂肪的良好来源,其还可提供维生素 A、维生素 D、维生素 E、维生素 K 和必需脂肪酸。

蛋白质的摄入主要依靠膳食,也可通过体内制造。但其中有 8 种不能由体内合成或合成速度不能满足机体的需要,必须由膳食供给,称为必需氨基酸。完全蛋白质来自动物食品,如肉类、鱼类、蛋类与乳类,同样重要的还有来自面包、谷物、果仁与豆类等的不完全蛋白质。动物蛋白质与植物蛋白质均衡摄入可增加蛋白质的互补作用。

二、膳食指导

我国卫生部发布的《中国居民膳食指南(2007)》,对一般人群的膳食指南进行了重新修订,针对我国居民的营养需要及膳食结构特点进行设计。内容摘要如下(适合于 6 岁以上的正常人群)。

1. 食物多样,粗细搭配　人类的食物需要多样化,才能满足机体的营养需要。每天每人建议吃 40 种以上的食物,这其中包括谷类及薯类、动物性食物、水果蔬菜和藻类、豆类和坚果、动植物油。以谷类为主的主食不单单要求粗细搭配,而且涉及主食的加工方式。例如:稻米、小麦不可碾磨得太精,否则谷粒表层所含的 B 族维生素、矿物质等营养素和膳食纤维等将会大部分流失于糠麸之中。建议每天最好能吃 50 g 以上的粗粮。

2. 多吃蔬果、薯类 蔬菜、水果及薯类富含植物化学物质,是给人体提供微量营养素、膳食纤维和天然抗氧化物的重要来源,可有效维护牙龈及牙周组织健康。成人每天应该摄入 300～500 g,辅以健康的烹饪方式,避免油炸。

3. 每天要吃奶类、豆类及其制品 奶类营养成分齐全、容易消化吸收,奶类除含丰富的优质蛋白质和维生素外,含钙量较高,且利用率也很高,是膳食钙质的极好来源。钙补充不足可能引起乳牙患龋率增高,乳牙釉质发育不全。豆类含丰富的优质蛋白质、必需脂肪酸、B 族维生素、维生素 E 和膳食纤维等营养素,且含有大豆低聚糖以及异黄酮、植物固醇等多种植物化学物质。建议每人每天摄入 30～50 g 大豆或相当量的大豆制品。

4. 适量进食鱼、禽、蛋、瘦肉 鱼、禽、蛋、瘦肉等动物性食物是优质蛋白质、脂溶性维生素和矿物质的良好来源,如与谷类或豆类食物搭配食用,可以明显发挥蛋白质互补作用,对牙釉质和牙本质的矿化起到重要作用。

5. 清淡饮食 饮食清淡,少油、盐。

6. 适量饮食,保持运动 食不过量,天天运动,保持健康体重。

7. 三餐合理,零食适当 按适合个人的健康体重计算出每天所需要的总热量,然后按早、中、晚三餐各 1/3 的比例摄入热量。零食可在两餐之间食用,要选择富有营养的食品,如牛奶、酸奶、水果、蛋糕、肉松、牛肉干和干果等。减少糖类食物的摄入,可以减少龋病的发生。注意进食后的口腔卫生保健。

8. 足量饮水、少喝饮料 在水的选择上首选白开水,碳酸类饮料及含糖类饮料尽量少喝。

9. 限量饮酒 烟酒嗜好会引起口腔疾病的发生或加重口腔疾病的病情。

10. 吃新鲜卫生的食物,少吃剩饭 食物选择首先要新鲜、卫生。每次做饭菜时尽量按量做,避免吃剩菜剩饭,少吃熏制、腌制、酱制食品。

知识链接 2-1

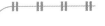 本 章 小 结

本章主要介绍膳食营养与口腔发育及口腔疾病的关系。营养因素是影响口腔健康的重要因素。只有合理营养膳食、适量地摄入氟以及注意口腔卫生,才能保持口腔的健康。

能 力 检 测

简答题

1. 营养与龋病的关系如何?

2. 合理的膳食指导包括哪些内容?

(丁士育)

参考答案

Note

第三章　龋病的预防

学习目标

1.掌握:龋病的病因、三级预防、预防方法;氟化物防龋的全身和局部应用;窝沟封闭、预防性树脂充填和非创伤性修复治疗的定义、适应证及操作方法。

2.熟悉:龋病的预测方法;氟的毒性作用和防治;窝沟解剖形态及患龋特点、窝沟封闭的临床效果;预防性树脂充填的分类;非创伤性修复治疗的优点。

3.了解:龋的早期诊断方法;氟化物防龋机制,氟的分布、人体氟的来源及代谢;封闭剂的组成、类型和特点,窝沟封闭的相关问题。

情境导入

龋病是最常见的口腔疾病,也是导致牙齿缺失的最主要原因,请问:

1.龋病的病因是什么?

2.哪些人容易患龋病?

3.龋病的预防措施有哪些?

4.龋病的预防方法有哪些?分别怎样实施?

第一节　龋病致病因素

人类对龋病的认识经历了相当长的时间。在 17 世纪前,无论在我国还是其他国家都把龋病当作虫子咬噬牙齿造成的。用现代科学方法来探讨龋病发病的原因,是在 1676 年列文虎克发明显微镜,并在人类生活环境中找到微生物,以及 19 世纪中叶 Pasteur 对很多传染性疾病的病原微生物学的卓越研究成果出现后引发的。随后,人类才开始用科学方法去探讨龋病发生的原因,有代表性的观点如 Erall 的细菌学说(1843)、Meller 的化学细菌学说(1890)、Cottlib 蛋白溶解学说(1944)、Schaland 蛋白溶解-螯合学说(1945)等。20 世纪中叶 Orland(1955)和 Keys(1960)提出三因素(细菌、饮食、宿主)理论,在此基础上,Newbrun(1978)补充了时间因素,提出了四联因素理论(图 3-1),这个理论至今仍被多数人接受。随着科学的发展,龋病发病机制的研究结合了微生态学、分子生物学、分子遗传学以及社会经济及文明发展的相关性探讨,从而加深了对龋病的认识,促使了多种综合防治龋病措施的产生。

一、细菌因素

在龋病发生的过程中,细菌是多种因素中的主要因素。大量研究已经证实,在无菌环境下

知识链接 3-1

Note

14

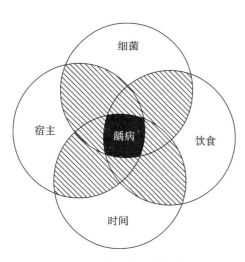

图 3-1 龋病的四联因素

的牙不发生龋病,细菌的存在是龋病发生的先决条件。在正常的口腔生理活动中,细菌与宿主之间保持着平衡状态,当某些因素使有关细菌发生异常的生态变化时,就会出现平衡失调。失控的细菌毒素使牙体出现慢性病理性损害,从而产生牙体破坏性疾病。

(一)牙菌斑

牙菌斑简称为菌斑,是附着在牙体表面及牙周袋内的生物膜,是口腔内微生物群体生存的形式,与口腔环境在动态平衡状态下共同维持着口腔健康,起到口腔屏障作用,是机体口腔微环境内不可分割的一部分。菌斑分为健康菌斑和致龋菌斑。健康菌斑微生物群体间有规律地结合在一起,包括病毒、原虫、真菌、细菌,细菌为主要成分,有一定的形态及结构,菌种之间有基因调控的密度感应系统,调控菌斑内细菌的密度及繁殖、代谢活动。健康菌斑菌群由于口腔微环境的改变,如频繁进食糖类,特别是蔗糖,促使产酸菌、耐酸菌比例增加而变成致龋菌斑。

(二)致龋菌毒性特点

口腔中细菌种类很多,其中有些容易导致龋病,称为致龋菌,它们有一些共同的特点。

1. 黏附 细菌在牙齿表面的定植能力,是菌斑形成的核心,是致龋菌促进致龋菌斑形成的初始作用。黏附的实质是菌体表面黏附素与牙表面获得性膜受体结合。致龋菌有多种黏附素,对龋病发生起作用的主要是由致龋菌产生的细胞外多糖及表面附着蛋白Ⅰ/Ⅱ(又称 Pac 或 SpaA)。

2. 产酸 糖类经致龋菌代谢产生乳酸、甲酸、乙酸、丙酸等多种有机酸,其中乳酸是致龋的主要原因。细菌产酸后使牙表面 pH 降低,当 pH 降到5.0~5.5时称为临界 pH,在这个临界值以下牙釉质易脱矿。

3. 耐酸 随着菌斑内细菌代谢的酸性产物的堆积,当 pH 降到5.0以下时,多数产酸菌不能存活,但耐酸菌具有质子转移酶,可使 H^+ 从胞膜内排出,使胞体内保持稳定的 pH,因此在低 pH 状态下仍能生存,可持续进行糖代谢、产酸,发挥其脱钙作用。

(三)致龋菌种

1. 变形链球菌群 变形链球菌群有 7 个菌种,9 个血清型。变形链球菌是口腔正常菌,正常情况下,在菌斑内占 20% 左右的比例,属革兰阳性球菌。其能利用蔗糖产生细胞外多糖,借此黏附于牙面。适合在 pH 7.2 时生长,pH 下降到 4.2 仍能生长。在这个菌群中主要的致龋菌是变形链球菌、远缘链球菌,它们产生的细胞外多糖和其他黏附素可促进菌斑形成,产酸耐酸,致龋力强,可致光滑面、窝沟、邻面、牙颈部龋。

2. 乳酸杆菌属 这个属共 51 个菌种,在口腔内有 8~9 种,属革兰阳性杆菌。产酸能力

知识链接 3-2

Note

强,耐酸生长,适合在 pH 5.5～6.2 环境中生长,当 pH 降到 3.5 时仍能生长。由于产酸、耐酸,可单独导致窝沟龋的发生;也可与变形链球菌协同,在菌斑形成后,起到促进龋病发展的作用。目前认为乳酪乳酸杆菌和嗜酸性乳酸杆菌是主要致龋菌。

3.放线菌属 这个菌属有 12 个菌种,为口腔内正常菌群,属革兰阳性杆菌。能分解碳水化合物产酸,耐酸生长。有的菌种可利用蔗糖产生细胞外多糖,对牙邻面和颈部有附着作用。致龋菌主要是黏性放线菌,其次是内氏放线菌、溶牙放线菌。

4.其他相关致龋菌 参与致龋的细菌不仅有以上几个菌种,近些年有研究提出其他相关致龋菌,如参与牙颈部、根部龋的中间普雷沃菌、嗜二氧化碳纤维菌等。

二、宿主因素

宿主因素是龋病发生必不可少的因素,主要包括牙、唾液、机体的全身状况、行为习惯及生活方式。

(一)牙

牙本身对龋病发生存在着有利和不利条件。

1.有利条件 牙釉质因钙、磷、氟、锌含量相对较多,水含量少,磷酸盐浓度低,具有一定的抗龋力。不同部位的牙釉质厚度和成分有差异,如窝沟深处牙釉质层薄,蛋白质含量高,钙、磷比其他地方含量低,故抗脱钙能力差。

2.易发龋病的条件

1)解剖结构与牙排列关系 牙齿的窝沟、点隙及异常发育沟(图 3-2),牙与牙之间的接触面下、拥挤牙与重叠牙之间的接触面、阻生齿滞留区都是不易清洁的菌斑滞留区(图 3-3),也是龋病的好发部位。

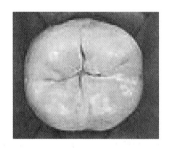

图 3-2 殆面窝沟

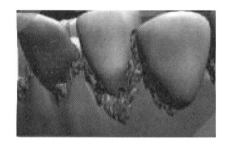

图 3-3 错位拥挤牙之间容易滞留菌斑

2)牙体组织缺陷 釉质发育不全(图 3-4)、牙根外露、牙磨损等无牙釉质保护的部位,抗酸能力差,易患龋病。

3)医源性因素 如邻面充填物悬突下滞留区、全冠修复体边缘滞留区、托槽周围滞留区等都是不易清洁的地方,也是龋病的好发部位。

(二)唾液

唾液是牙齿及细菌的外环境,对维持口腔正常 pH、保持牙面完整性、阻止牙齿脱矿、促进牙齿再矿化等方面具有重要作用,在口腔微环境中起着调节微生态平衡的作用。唾液由液体和固体组成,液体占 99%,固体占 1%。固体包括无机成分和有机成分。正常的唾液分泌对口腔有清洁作用,唾液量减少,口腔内细菌数增加,牙齿表面菌斑数量增加。唾液中致龋菌数量的变化,在一定情况下反映着龋的活性。唾液的缓冲体系维持着口腔恒定的中性环境(pH 6.0～7.0),它随时调节口腔内的 pH,维持一定的钙饱和度,防止脱钙,若缓冲能力减弱,则容易患龋病。唾液中的钙、磷浓度和一定量的氟也可以促进牙齿表面再矿化。同时唾液中的黏蛋白可凝集口腔细菌及外来菌,使之排出口腔。唾液中的一些成分还有抑制细菌附着的作用。

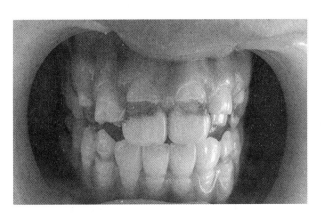

图 3-4 牙釉质发育不全

（三）机体的全身状况

与龋病发病有一定关系，某些全身疾病可以导致龋病。如头颈部恶性肿瘤放射治疗可破坏唾液腺，导致唾液腺急剧减少，增加了患龋病的危险。而全身状况又受到营养、内分泌、遗传、机体免疫状态和环境等因素的影响。

（四）行为习惯和生活方式

在认识龋病的基础上，人可以改变生活方式，采取措施，防止和减少龋病的发生。在人的生活习惯、饮食结构里存在着有利或不利于龋病发生的因素，例如，不良的口腔卫生可以使口腔菌斑过量堆积，从而增加患龋病的危险。饮食中精制的含糖食物过多、吸烟等不良习惯，有利于菌斑聚集，促使龋病的发生和发展。而良好的口腔卫生习惯、合理的饮食结构，改变不良嗜好，则可以减少龋病的发生。

三、饮食因素

食物既是人体营养的主要来源，也是口腔微生物进行合成分解代谢的能源，部分食物成分还是致龋菌产生毒力因子的物质基础。食物种类和饮食方式会影响龋病的形成和发展。

大量研究表明，致龋食物主要是糖类食物。含糖食品富有黏性，易附着于牙面，滞留在不易自洁的部位，在细菌的利用下产酸并合成细胞外多糖，促使牙脱矿，发生龋病。其中蔗糖致龋能力最强，葡萄糖、淀粉、麦芽糖、乳糖、果糖等也都可以被致龋菌利用产酸，甘露醇、山梨醇、木糖醇、甜菊糖则不能被致龋菌利用产酸，因此它们可以作为防龋的糖代用品。

糖的致龋作用与摄入量、摄入频率和方式以及糖的种类有关。摄入糖的量越大，频率越高，特别是在两餐之间进食含糖食品，龋病发生的危险性更大；一般固体含糖食品（如糖块）比液体（如饮料）更容易致龋。

过多地饮用酸性饮料也是不良的饮食习惯，容易导致龋病的发生。

由于夜间唾液分泌减少，口腔自洁能力降低，因此睡前摄入易致龋食物更容易致龋。

四、时间因素

龋病是牙体硬组织慢性破坏性疾病，与其他慢性疾病一样，有一定的时间因素。作为致龋因素，时间含义包括致龋菌斑在牙面滞留的时间，菌斑内酸性产物持续的时间，菌斑及唾液环境低于临界 pH 所持续的时间。以上因素的持续时间越长，龋病发生危险性越大。

综合上述各种危险因素可以看出，龋病的产生是口腔内滞留于牙面菌斑内的致龋菌利用食物代谢产生的酸，引起牙齿脱矿，造成牙体硬组织的慢性腐蚀性损害。因此，龋病是细菌、宿主、饮食以及时间多因素长期反复作用的结果。

第二节 龋病预测与早期诊断

临床上,医生用口镜、探针、X线片比较容易检查出被检者是否患有龋病,但无法预测该患者是否具有龋病活性。龋病活性是指一定时间内牙齿新龋的发生和现有龋坏进行性发展速度的总和,也就是患龋病的易感性和倾向性。龋病发生和发展有较长的过程,在这一过程中早期龋难以察觉,发展的快慢也不一致,而且是断续的,有时可终止成为静止性龋病。借助龋病活性试验,有助于检测龋病发生、发展趋势,临床用于提示患者的发病程度,确定随访时间;有助于筛选龋病易感人群,使预防工作更有重点,有助于临床对患者有针对性地进行口腔健康教育和口腔卫生指导,促使患者主动采取口腔卫生措施控制菌斑,有助于选择适当的预防措施和方法,可作为评价临床预防措施是否成功的指标;可用于初步筛选抗龋病药物和评价抗龋病药物的效果;同时还可作为儿童龋病治疗选择何种修复材料的参考。因此,寻找一种比较简单可靠的方法,预测人群中龋病的发生和发展,是多年来口腔医学工作者共同努力的目标。近些年来很多研究者致力于龋病高危人群的检测方法——龋病活性试验,进行预测龋病发生的研究。

一、龋病预测

(一)实验室预测

人群中龋病活性的预测方法有很多,主要有关于牙釉质结构、化学特性,菌斑的生化因素,流行病学等方面的研究,主要是从宿主的敏感性和口腔微生物在龋病过程中的作用两方面进行的。可根据不同的检测目的选择相应的方法。

1. 宿主敏感性的龋病活性试验 这类试验以唾液和牙齿的理化特性作为判定龋病活性的依据,包括测定唾液流量、检测唾液缓冲能力以及进行葡萄糖清除试验(测定葡萄糖在口腔内残留时间,用以判断口腔自洁作用是否良好)、菌斑 pH 变动试验等。以 Deutobuff Strip 试验为例,这种方法是用标准化的试纸条检测唾液的缓冲能力。用含 pH 指示剂的标准化酸性试纸条来检测唾液的 pH,此试纸条原色为黄色,遇唾液试纸条 pH 升高,变为绿色或蓝色。蓝色表示pH＞6.0,说明唾液具有缓冲能力。

2. 口腔微生物的龋病活性试验 早期口腔医学工作者用乳酸杆菌评价龋病活性,可分为乳酸杆菌计数和乳酸杆菌产酸速率两种类型。近 20 年来,学者对以变形链球菌为主的龋病活性试验更感兴趣。目前较成熟的方法有以下几种。

1)Dentocult LB 试验

原理:观察唾液中乳酸杆菌数量来判断龋病的活性。

试剂盒:标准化的试剂盒,有标准的螺帽培养瓶,内含乳酸杆菌选择性固体培养基试板。

检测方法:收集受试者唾液并将唾液均匀浇在培养板上,倒去多余唾液,然后将培养板放回培养瓶中,旋紧螺帽,37 ℃培养 4 天。计数培养板上乳酸杆菌附着数(CFU/mL)。

结果判断:参照对照板,根据乳酸杆菌在板上生长密度分 4 级:0～1000(10^3 CFU/mL)、10^4 CFU/mL、10^5 CFU/mL、10^6 CFU/mL。＞10^4 CFU/mL 为龋病活性显著。

2)Dentocult SM 试验

原理:观察唾液中变形链球菌数量来判断龋病的活性。

试剂盒:标准化的试剂盒,有标准的螺帽培养瓶,内含 MSB 培养液,杆菌肽试纸(用前加入)附着板(粗糙面是计数细菌附着面)。

检测方法:受试者先咀嚼一块石蜡,1 min 后,持附着板在受试者舌背部转动 10 次,放入培养瓶内,37 ℃培养 48 h,计数附着板在刻线以下的菌落附着数。

结果判断:附着菌为蓝色菌落,与标准板对照,根据不同附着密度分四级:"0",无菌落附着;"1",附着菌落$<10^5$;"2",附着菌落 $10^5 \sim 10^6$;"3",附着菌>10^6。"3"为龋病活性显著。

3)刃天青纸片法

原理:利用变形链球菌对蔗糖消耗的氧化还原反应程度来判断细菌的数量。

试剂盒:一种圆形滤纸片,直径 8 mm,纸片上含有刃天青、蔗糖、聚乙醇酯。

检测方法:用定量唾液浸润(饱和)圆纸片后,放置两张聚乙烯薄膜之间,贴紧,放置受试者腋下(32 ℃左右)夹住保温 15 min,记录纸片出现的不同颜色反应。

结果判断:纸片蓝色(一);蓝紫色(+);红紫色(++);粉色(+++);白色(++++)。粉色(+++)及以上为龋病活性显著。

4)Cariostat 试验

原理:检测菌斑内细菌的产酸能力。

试剂盒:标准化的试剂盒,含有溴甲酚紫及溴甲酚绿的液体培养基。

检测方法:在餐后 1 h,用标准棉签揩拭磨牙颊面 4~5 次,采集菌斑,之后将棉签放入培养瓶内,37 ℃培养 48 h。观察培养瓶变色情况并与标准瓶对照。

结果判断:蓝紫色(一);绿色(+);黄绿色(++);黄色(+++)。黄绿色(pH 5.0~5.5)为危险龋病活性,黄色为明显龋病活性。

每种龋病活性试验只能反映某一种危险因素的信息,不能同时反映细菌、宿主及饮食因素,所以应选用两种以上方法综合分析,这样才能较好地反映龋病的活性。

(二)临床预测

通过临床检查和询问患者病史,了解其是否有与龋病发生相关的易感因素,并及时采取防龋措施。下列临床现象(龋病危险因素)应作为龋病易感的预测信号。

1. 患龋经历 儿童既往的患龋经历(尤其是第一恒磨牙)可作为乳牙或恒牙未来患龋情况的预测指标。上乳前牙龋的出现增加了后牙患龋的可能,曾患乳牙龋的儿童患恒牙龋的可能性是无乳牙龋儿童的 3 倍。因此,对乳牙多发龋的儿童应加强治疗及恒牙龋的预防。

2. 唾液 唾液流量减少,如干燥综合征者,预示猖獗龋的发生。特别是头颈部恶性肿瘤经放射治疗后出现口干燥症患者,应在治疗的同时,采取相应的防龋措施。

3. 牙齿结构异常 全身及局部原因引起的釉质发育不全的牙齿和牙釉质缺失部位的抗酸蚀能力弱易患龋,特别是青少年易患龋;中老年患者常因牙周炎造成牙槽骨吸收,牙龈萎缩,使易脱钙的牙根牙骨质外露,再加上牙间隙及龈缘菌斑滞留,预示着龋病的发生,应尽早采取预防措施。

4. 菌斑滞留 口腔卫生状况差,或者由于牙齿排列异常导致菌斑滞留,也是龋病的好发因素。特别是在患者接受正畸矫正、邻面充填及固定修复等治疗的同时,应注意控制菌斑。

5. 全身健康状况 某些全身疾病改变了机体的抵抗力,可以导致龋病。如头颈部恶性肿瘤放射治疗可破坏唾液腺,至唾液腺急剧减少,增加了患龋的危险性。

6. 社会行为方面 家庭收入、家庭背景、教育程度、饮食习惯、对待口腔卫生的态度和认知等也是龋的预测指标。

二、早期诊断

传统的概念是"有洞为龋,无洞不定为龋"。而龋病的发生和发展,是由牙釉质表面下可逆性脱钙到不可逆性龋洞(浅龋-深龋)形成的过程。龋洞是疾病发展的结果,不是诊断的界限。

龋病的新概念是白斑龋,即牙釉质表面呈现白斑(white spot),可诊断为早期龋,或可直接称为白斑龋。白斑就是龋,是一个十分明确的概念提升。因此龋病的早期症状的发现,在预防上尤为重要:白斑龋具有可逆性。只要预防措施得当,白斑龋牙可以完全恢复为健康牙。白斑龋概念的出现对于龋病临床试验的意义:如果龋病的诊断标准包括早期龋在内,则可以减少临床试验的样本量,缩短临床试验的周期,降低临床试验的成本。

(一)临床诊断

1. 光滑面早期龋 光滑面(包括牙殆面、唇颊面)的牙釉质表面下脱矿形成的白垩色斑称龋白斑。检查时应清洁牙面,为避免覆盖唾液的折光现象,还应隔湿吹干牙表面,观察白垩色斑的存在。尽量不用尖探针划探白垩色斑表面,防止破坏表面再矿化层。

2. 窝沟早期龋 窝沟颜色变黑,探诊有粗糙感,可初步确定龋坏。

3. 邻面早期龋 容易忽略的部位,用牙科探针探诊感觉粗糙,再辅助 X 线检查,可确定早期龋的存在。

以视触觉相结合为标准,1999 年 B. Nyvad 等提出应用 10 分制区分活性与非活性龋损伤的诊断标准(表 3-1)。

表 3-1 新龋诊断标准(B. Nyvad,1999 年)

计分	分类	标准
0	健康	牙釉质透明度和密度正常(允许正常沟裂有轻微染色)
1	活性龋(表面完整)	牙釉质表面呈白色/黄色,不透明,失去光泽;用探针尖划过表面时感到粗糙,通常表面附有菌斑;没有临床可以探查到的实质性缺损;表面光滑,靠近龈缘的典型龋损;窝沟形态完整,病损只在沟裂的侧壁延伸
2	活性龋(表面不完整)	仅有局限在牙釉质表面的龋损(微小龋洞);没有可用探针探测到的牙釉质表层下脱矿或松软的基底
3	活性龋(龋洞)	肉眼可轻易发现牙釉质或牙本质有龋洞;轻探龋洞表层有松软或皮革样的感觉;是否涉及髓腔不定
4	非活性龋(表面完整)	牙釉质表面呈苍白色、棕色或黑色;牙釉质可能有光泽,且用探针轻探其表面时感觉坚硬光滑,没有临床可以探查到的实质缺损;表面光滑,靠近龈缘的典型龋损;窝沟形态完整,病损只在沟裂的侧壁延伸
5	非活性龋(表面不完整)	同"非活性龋(表面完整)"的标准;只出现在牙釉质中的局限性的表面龋损(微小龋洞);没有可用探针探测到的牙釉质表层下破坏或松软的基底
6	非活性龋(龋洞)	肉眼清晰可见牙釉质/牙本质龋洞;洞表面可以有光泽,用探针轻探其表面坚硬光滑;不涉及牙髓
7	充填(表面正常)	—
8	充填+活性龋	成洞或未成洞龋损
9	充填+非活性龋	成洞或未成洞龋损

(二)X 线诊断

X 线用于早期龋的诊断是临床常用的方法,诊断成人咬合面龋时,X 线片较肉眼检查准确率提高 2%～15%。但其存在某些缺陷,如 X 线片检查邻面龋时,邻面接触点的重叠影响诊断结果,可通过用殆翼片检查提高准确率。由于 X 线剂量、曝光及投照技术的改进,早期龋的诊断率也在不断提高。

(三)特殊仪器检查

1. 激光诱发荧光系统

1)激光荧光龋检测仪(DIAGNOdent) 目前临床多用的早期龋诊断仪器。主要由三部分组成:中央处理器、探测器和传输装置。原理是中央处理器中的激光二极管可发出限定波长的脉冲光,当遇到钙化程度不同的牙齿时,可激发出不同波长的荧光。因龋损导致牙齿脱矿程度的加重,激发出的荧光波长也随之增加。探测器可收集这些荧光,经中央处理器内的电子系统处理后在仪器的屏幕上以数字方式表示出来。根据其数值的大小,对照诊断标准便能确定牙齿目前的矿化状态,并确定龋损的深度。该仪器重复性强、简单、无痛,准确率高于 X 线检测。该仪器的诊断结果受某些因素影响,如牙石、菌斑等;玻璃离子、复合树脂等充填材料也会干扰测量结果,不利于继发龋的诊断;此外牙齿湿润和干燥状态下的检查结果存在差异。新一代产品外形更加小巧,临床使用更加方便,同时探测头的针状外观体积更小,适合邻面龋的检测。

2)定量光导荧光技术(QLF)龋检测仪 定量光导荧光技术的原理是以牙齿自荧光现象为基础,龋蚀脱矿的牙釉质的光传导性下降,其所产生的荧光和牙釉质健康的牙齿相比,荧光辐射量减少,显示为黑色或者暗区,可反映病损大小和严重程度。

2. 光纤维透照技术 如牙釉质及其下方的牙本质发生脱矿,则其局部透光性发生改变,利用高强度白光对牙齿进行透射时,在正常透亮的牙体组织内就会显现一块暗影,借此判断病变的存在、部位和范围。主要用于邻面龋的诊断。

3. 电阻抗龋检测技术 牙釉质是不良导电体,电阻大,但当龋病发生时,由于脱矿釉柱间形成间隙并充满富含离子的唾液,牙釉质局部电阻下降,下降程度与龋损程度呈正相关,可以此为诊断早期龋的依据。现用的仪器是龋电测仪,操作简单,易掌握,但易受口腔内因素的影响,特异性较差,有待发展完善。

此外,还有其他早期诊断仪器,内镜、超声波、紫外光照射等方法也在研究及使用中。

第三节 龋病的预防措施和方法

一、龋病的三级预防

(一)一级预防

1. 口腔健康教育 普及口腔健康知识,了解龋病发生、发展过程,提高自我口腔保健意识,制订营养摄取计划,养成良好口腔卫生习惯,定期口腔检查。

2. 控制及消除龋病的危险因素 对口腔内存在的龋病危险因素,应采取适当的预防措施。在口腔医生的指导下,适当限制食糖,进行窝沟封闭,合理使用各种氟化物及使用口腔卫生保健用品。

(二)二级预防

早诊断,早发现,早治疗。定期进行口腔检查,必要时行 X 线辅助检查及其他早期龋检查方法,发现早期龋,在检查诊断的基础上做早期充填等治疗。

(三)三级预防

1. 防止龋病的并发症 龋病引起的牙髓炎、根尖周炎应进行恰当的治疗,阻止炎症向牙槽

Note

骨、颌骨深部扩展;对于严重破坏的残冠残根应拔除,防止牙槽脓肿、颌面化脓感染及全身感染;不能保留的患牙应及时拔除。

2.恢复功能 修复牙体缺损和牙的缺失,恢复口腔正常功能,保持口腔健康及全身健康。

二、龋病的预防措施

龋病是在易感的宿主、致龋的食物、致龋菌斑和足够的时间综合作用下发生的,只要能阻止和控制这些致龋因素,就能达到降低龋病发病率、基本控制龋病发生的目的,其预防应采取综合性的措施。下面从控制菌斑、饮食指导与使用糖代用品和增强宿主的抵抗力方面介绍一些防龋方法。

(一)控制菌斑

龋病只有在菌斑存在的环境中才可能发生,因此有效地清除或控制菌斑是防龋的主要环节。控制菌斑的措施包括控制菌斑数量和控制菌斑致龋性。具体方法如下所示。

1.机械方法清除菌斑 机械方法清除菌斑是最简易的自我口腔保健方法,是指用牙刷、牙膏、牙线、牙间清洁器等保健用品,清除口腔内菌斑。长期保持良好的口腔卫生习惯是控制菌斑的有效方法。

2.化学方法 通过应用消毒剂等化学制剂控制菌斑。但这些制剂在去除菌斑的同时可能产生某些不良反应。因此,不提倡长期应用化学制剂控制菌斑。例如,氯己定(洗必泰)为广谱杀菌剂,对革兰阳性、阴性菌均有强的抑制作用,对变形链球菌、放线菌作用显著。它可以和获得性膜蛋白的酸根结合,滞留于牙表面,阻止附着。防龋制品有漱口水、牙膏、防龋涂漆及缓释装置等。化学制剂的缺点是可使牙齿、舌背黏膜着色,因此限制了其使用。

3.生物学方法

1)抗菌剂 主要作用是抑制致龋菌,从而达到控制菌斑的作用。其使用范围较广泛,效果也得到了肯定,缺点是长期使用存在耐药性及毒副作用,并对口腔微生物无选择地抑制,既可抑制有害菌也可抑制有益菌。所以人工合成的抗菌剂使用逐渐减少,而天然植物抗菌剂毒副作用相对较少,如厚朴、五倍子、金银花、血根草、大黄、黄芩、甘草等加到漱口水或牙膏中使用,可起到减少菌斑的作用。

2)抗附着剂 具有抑制吸附及解吸附作用,如抑制菌斑黏多糖形成,阻止细菌在牙面附着。

(1)天然植物药类:天然植物药中的甘草、五倍子、红花等可与获得性膜黏蛋白结合,阻止细菌黏附。

(2)酶类:如非特异性蛋白水解酶破坏细菌表面蛋白,阻止致龋菌在牙体附着。特异性葡聚糖酶可溶解致龋菌产生的葡聚糖,影响菌斑的形成。

(3)甲壳素类:属氨基多糖类物质,从虾蟹壳里提取甲壳素,经脱乙酰基后成为乙酰甲壳胺,易吸收,有多种衍生物,无毒副作用,是人类食品添加剂,可提高人体免疫功能。其主要防龋作用是凝集致龋菌,减少菌斑形成,使已黏附的菌斑解脱,同时能减少乳酸量,防止口腔 pH 下降。目前其已加到口香糖、漱口水、牙膏内使用,但其直接的防龋效果报道得很少。

4.免疫方法

1)特异性抗原 以主动免疫方式抑制致龋菌达到防龋目的,其相关研究就是防龋疫苗的研制。

(1)全疫苗:以传统的制备方法,将变形链球菌全细胞灭活制成死疫苗或减毒全细胞的活疫苗,经动物实验证实防龋作用,但疫苗可诱发产生与人心脏组织交叉反应的抗体,有导致心内膜炎的不良反应。

(2)亚单位疫苗:利用生化方法将变形链球菌致病因子 Pac 表面附着蛋白和葡萄糖基转移酶纯化的蛋白作为抗原,制成疫苗,经动物实验证实有防龋作用。抗原纯化的疫苗减少了心脏交叉反应等不良反应,但单一抗原的抗原性较弱,需要用不同途径的免疫及辅以佐剂来增强其抗原性,因而也比较复杂。

(3)多肽疫苗:用变形链球菌 Pac 和 GTase 具有抗原性的核酸序列,制备出多肽抗原。用单一抗原的片段与大分子载体结合,改变多肽结构可提高抗原性。

(4)基因重组疫苗:利用基因工程技术,将变形链球菌的特异性基因片段插入无毒的质粒载体,然后送入减毒的受体细菌体内,使之对目的基因复制表达,构成基因重组疫苗。其最大优点是避免了人心脏组织发生交叉反应,有较好的安全性和经济性,但稳定性差。

(5)核酸疫苗:一种新型疫苗,是将特定编码蛋白的外源基因(DNA 或 RNA)直接导入宿主细胞内,诱导宿主细胞表达目的基因的特异性蛋白抗原,产生免疫反应,起到防龋作用。其优点是免疫性强,能激发体液和细胞免疫的持久性,制备方法简便、省力。

到目前为止,在防龋疫苗的实际应用上还存在着一些主要障碍:①致龋变形链球菌定植在菌斑内,体内产生特异性抗体后再分泌到口腔,实际上不容易在口腔环境中发挥有效的免疫作用。②诱导变形链球菌抗体与心内膜组织有交叉反应,可引起心内膜炎。③变形链球菌与口腔内其他链球菌有交叉反应性抗原,影响抗体的效价。尽管各种疫苗在实验室中取得了较好的效果,但还需要较长时间的安全性、稳定性、有效性的验证,才能用于人体临床试验。疫苗的研制,随着时间的推移会不断深入、不断完善。

2)特异性抗体　用被动免疫方法,直接在口腔内使致龋菌特异性抗体与致龋菌抗原进行免疫,达到防龋目的。

(1)特异性单克隆及多克隆抗体:用致龋菌的单克隆及多克隆抗原免疫动物后,从动物体内提取特异性抗体,直接与口腔内致龋菌进行免疫反应起到防龋作用,动物实验及对受试者进行的效果观察,证实了其防龋效果。

(2)多肽抗体:利用基因工程技术构建的疫苗免疫动物获得特异性抗体。研究证实它能抑制变形链球菌对蔗糖的依赖性黏附。

(3)转基因抗体:利用基因工程技术将特异性抗体分子整合到植物基因中,使转基因植物高水平表达抗体分子。表达的抗体经受试者验证,显示龋病活性下降。

总之,特异性抗体直接作用于口腔内的致龋菌,可使致龋菌总数减少,黏附受抑制,龋病发病率下降,较疫苗安全。

(二)饮食指导与使用糖代用品

1. 饮食指导　各种营养素与龋病之间都有一定的联系,所以在饮食限制方面仅将工作的重点放在"糖与龋病"上是不够的。应全面了解涉及蛋白质、维生素、矿物质、脂肪、糖类的饮食结构与龋病的关系,对现有饮食结构进行调查,做出评价,对存在的问题进行相应的指导并解决。

合理进食含糖食物。细菌产酸的总量除了与细菌总量有关外,也与底物有关,在龋病形成过程中还与酸在牙面上停留的时间有关。食糖后菌斑 pH 会下降,使牙釉质脱矿,菌斑产酸自然清除一般需要 30 min 以上,如果频繁进食糖,则菌斑中的 pH 难以有恢复的时间,脱矿的时间大大长于再矿化的时间,龋病则容易发生。所以在减少糖摄入总量时,强调降低进食糖的频率更为重要。黏性含糖食物因不容易自然清除,更易致龋病。为缩短糖在牙面停留的时间,不应在睡前进食,并应有效清洁牙齿。此外,还建议多食含纤维的食物,如蔬菜,有利于清除牙面上的菌斑和存留的糖。

2. 糖代用品　糖代用品指具有甜味作用,不容易被细菌利用产酸的一类物质,其产酸慢、少产酸或不产酸,如木糖醇、山梨醇等。山梨醇、甘露醇、木糖醇等还可使致龋菌的葡聚糖产生减少。甜菊糖是一种强甜味剂，比蔗糖甜度高 20 倍，本身还有抑菌作用，但它供给的能量低，甜味中含中药苦味，不易被人接受。蔗糖的致龋性最强，在食物中添加糖代用品，对减少龋病的发生十分有益。但从营养及经济上考虑，目前还没有一种糖代用品可完全替代它，它们只能起到限制蔗糖食用的辅助作用。

因此，应指导人们建立良好的饮食习惯，包括饮食种类的选择、限制进食的频率、改变食物的结构和合理应用糖代用品等。

（三）增强宿主的抵抗力

宿主对龋病的抵抗力表现在牙本身解剖结构与理化结构的完善和机体抗龋力提高两方面。只有全面综合地考虑，才能更有效地提高宿主的抗龋力。

1. 氟化物防龋　氟化物是临床实践证明最有效的防龋制剂。其抑龋作用主要是通过局部加强牙齿结构、抑制脱矿过程和增强再矿化实现的。氟化物的应用可分为全身和局部应用，全身应用有饮水氟化、食盐氟化、牛奶氟化，应用氟片、氟滴剂等；局部应用有使用含氟牙膏、含氟漱口水、含氟涂料、含氟凝胶和含氟泡沫等。

2. 窝沟封闭防龋　窝沟封闭是指不去除牙体组织，在𬌗面、颊面或舌面的点隙沟裂涂布一层黏接性树脂，保护牙釉质不受细菌及代谢产物侵蚀，从而预防龋病发生的方法。

3. 激光防龋　激光防龋的主要原理是经激光照射后的牙釉质，可形成抗酸性强的玻璃样物质，减少牙脱矿量。激光照射与氟化物结合，可促使氟透过牙骨质、牙本质小管，促进矿化，封闭牙本质小管，提高抗酸蚀效果。激光照射还可抑制致龋菌变形链球菌生长，但仍处于实验室研究阶段。

总之，龋病是多因素、慢性细菌感染性疾病，龋病的预防应采取综合性的防治措施。

三、龋病的预防方法

（一）氟化物防龋

1. 概述　20 世纪初口腔预防医学对人类非常大的贡献之一是发现了氟化物能预防龋病。氟是人体健康所必需的一种微量元素，它广泛地存在于自然界中，所以人类不可避免地要与氟接触。适量的氟可预防龋病，摄入氟过多或过少都会对人体健康带来不利的影响，特别是在牙齿萌出之前的牙形成与矿化期间。

经过几十年的探索和研究，人们对氟化物有了比较全面的了解。氟化物防龋技术得到了 WHO 和许多国家的口腔界、卫生界权威机构的推荐，得以在全世界广泛应用。

2. 人体氟的来源　我们应该用科学的态度对待氟化物，充分发挥氟对人体的健康效应，同时避免过量氟对人体健康造成的负效应，使它真正成为综合防龋措施的基石。

人体氟大部分来源于每天摄入的食品和水。鱼、虾产品和茶叶等也含有相当量的氟，在一些国家和地区，人体氟的摄入量有增加趋势。

1）饮水　人体氟的主要来源是饮水，约占人体氟来源的 65％。水中氟很容易被吸收。机体从饮水中摄入氟量的多少直接受到饮水氟浓度和饮水量的影响。饮水量又与个体的年龄、生活习惯及当地的气温等因素有关，12 岁以前的饮水量约占液体总摄入量的 50％，成人饮水量每日 2500～3000 mL。热带地区饮水量显著大于严寒地区，非洲人群饮水量的多少与该人群居住地与赤道的距离呈负相关。习惯饮茶可增加人体氟的摄入量，茶叶干品中的氟可被浸泡出来，在淡茶水中也含有 1 mg/L 以上的氟。一个嗜好饮茶的人，每日可从茶叶中摄入 1～3 mg 的氟。

2）饮食　人体每天摄入的氟约有 25％ 来自食品。所有食品，包括植物或动物食品中都含有一定量的氟，但差异很大。

植物食品如五谷种子类、蔬菜、水果、调味剂等,常因地区的不同而含氟量有较大差异。以茶叶为例,印度茶的含氟量比中国高,我国南方茶叶的含氟量较北方高。大米的含氟量也是南方高于北方。

动物食品中骨、软骨、肌腱的含氟量较高,其干品中含氟 45～880 mg/kg。其次是表皮,含氟 10～100 mg/kg。代谢与分泌功能旺盛的腺体,含氟量最少,约为 1 mg/kg。海鱼的含氟量高于淡水鱼,如大马哈鱼为 5～10 mg/kg,沙丁鱼罐头则可高达 20 mg/kg 以上。海生植物含氟量平均为 4.5 mg/kg。

调味剂以海盐的原盐含氟量最高,一般为 17～46 mg/kg,精制盐为 12～21 mg/kg。

国内外不同地区部分食品的含氟量见表 3-2 和表 3-3。

据调查估计,日本人每日从饮食中摄入氟量为饮水 0.6 mg,茶 0.4 mg,动物食品 1.0 mg,植物食品 1.0 mg,共计 3.0 mg。

同一地区不同种类的食品、不同地区的同类食品的含氟量都存在着一定的差异。故从食品中摄取的氟量不是恒定的。

表 3-2 我国北方几种常用食品的含氟量

食品名称	含氟量/(mg/kg)	食品名称	含氟量/(mg/kg)
大米	0.27～1.0	猪肉	0.6～1.2
小麦	0.3～1.7	羊肉	0.2～1.3
玉米	0.2～1.0	牛乳	0.03～0.5
土豆	0.2～0.8	鸡蛋	0.1～1.2
大白菜	0.1～0.7	苹果	0.2～1.3
胡萝卜	0.3～0.7	梨	0.1～0.3
黄瓜	0.1～0.3	葡萄	0.1～0.4
牛肉	0.1～1.0	西瓜	0.1～0.3
牛肝	0.2～2.2	粗茶	74.0～123.0

表 3-3 欧美国家部分食品的含氟量

食品名称	含氟量/(mg/kg)	食品名称	含氟量/(mg/kg)
肉类	0.2～2.0	咖啡	0.1～1.6
内脏	2.3～10.1	柑橘类	0.03～0.36
鱼	5.8～26.9	其他果类	0.11～1.32
贝类	0.7～2.0	谷类	0.1～0.7
蛋类	1.2	蔬菜类	0.10～1.0
牛乳	0.07～0.22	葡萄酒、啤酒	0.07～0.24
干酪	1.62	棉籽油	12.0
茶叶(干品)	97.0		

3)空气 虽然空气中的氟不是人体氟的主要来源,但是某些特殊环境条件可引起空气氟污染,这样,空气中的氟可以通过呼吸道进入人体,造成机体氟中毒。

4)其他可能的氟来源 虽然人体氟的主要来源是饮水和饮食,但某些口腔局部用氟产品的氟浓度很高,如果不在医生指导下适量应用,可导致机体氟摄入量增高。年幼儿童使用含氟牙膏后由于吞咽反射尚不能有效控制,也可使机体的氟摄入量增高。当每天两次使用 1 g 氟浓度为 1000 mg/kg 含氟牙膏时,机体的氟摄入量为 0.4～0.6 mg。因此婴幼儿不推荐使用含氟牙膏,学龄前儿童要严格控制其用量。

Note

3. 氟的总摄入量 氟的总摄入量为机体每日从空气、水、膳食等中摄取氟量的总和 (mg/d)。氟的总摄入量包括两个含义,一是适宜总摄氟量,简称适宜摄氟量,是指防龋和维护其他正常生理功能的生理需要量,是指定各种氟载体卫生标准的科学依据,因此在确定适宜摄氟量时,必须综合考虑机体摄氟的多种途径,才能使适宜摄氟量有比较准确的限定;二是安全总摄氟量,简称安全摄氟量,是指人体可能接受的最大氟量,长期超过此量将会导致慢性氟中毒的发生。

计算氟的总摄入量虽然理想,但比较复杂,适宜和安全总摄氟量的标准难以统一,因此只提供一个范围,即每千克体重的适宜摄氟量为 0.05～0.07 mg,一般不应超过上限。中国营养学会常务理事会 1989 年通过的推荐每日膳食中营养素供给量的说明中,关于适宜摄氟量见表3-4。我国一些单位和组织建议的安全摄氟量见表 3-5。我国有关氟化物的卫生标准见表 3-6。

表 3-4 适宜摄氟量

年龄	氟摄入量/(mg/d)	年龄	氟摄入量/(mg/d)
初生～6 个月	0.1～0.5	7 岁以上	1.5～2.5
6～12 个月	0.2～1.0	11 岁以上	1.5～2.5
1 岁以上	0.5～1.5	成人	1.5～4.0
4 岁以上	1.0～2.5		

表 3-5 我国一些单位和组织建议的安全摄氟量

建议单位或组织	安全摄氟量/(mg/d)
饮水氟卫生标准研制科研组	3.0
食品氟卫生标准研制科研组	3.5(未计入空气吸入氟量)
卫健委初级保健	4.0
中国预防医学科学院环境卫生监测所(1995 年)	3.4(成人)
	1.9～2.1(7～15 岁)

表 3-6 我国有关氟化物的卫生标准

项目	标准	备注
饮水	不超过 1.0 mg/L	卫生部法监司 2001 年 6 月出版的《生活饮用水卫生规范》,2001 年 9 月 1 日起实施
环境空气	适用于城市地区: 日平均浓度:0.007 mg/m³(标准状态) 1 h 平均浓度:0.02 mg/m³(标准状态) 适用于牧、农、林业区: 月平均浓度:1.8～3.0 μg/(dm³·d)	国家环境保护局《环境空气质量标准》(GB 3095—1996)1996 年 1 月 18 日批准,1996 年 10 月 1 日起实施
粮食		《食品中污染物限量》(GB 2762—2005),2005 年 10 月 1 日起实施
大米、面粉	≤1.0 mg/kg	
其他	≤1.5 mg/kg	
豆类	≤1.0 mg/kg	
蔬菜	≤1.0 mg/kg	
水果	≤0.5 mg/kg	
肉类	≤2.0 mg/kg	
鱼类(淡水)	≤2.0 mg/kg	
蛋类	≤1.0 mg/kg	

4.人体氟代谢 了解氟化物的代谢过程,对安全有效地应用氟化物非常重要。通常氟的代谢过程可分为吸收、分布与排泄。

1)吸收 氟可以通过消化道、呼吸道和皮肤接触等途径进入人体。通常氟随饮水、食物或借助一种氟载体被摄入。根据氟化物的溶解性和理化特性,各种来源的氟被吸收后迅速进入循环系统。

(1)吸收率和程度:大多数水溶性氟化物被机体摄取后,迅速被吸收,在几分钟内血浆氟浓度明显上升,30～60 min 达到高峰。易溶解的氟化物(如 NaF 片剂)或溶液,几乎可以全部被吸收;而低溶解性的氟化物(如 CaF_2、MgF_2 和 AlF_3),则不易被迅速或全部吸收。

(2)吸收机制及部位:氟吸收是一个简单被动扩散过程。氟在胃肠道均可被吸收。氟在胃的吸收机制与胃的酸度有关。实验表明,由于胃酸导致氢氟酸形成非离子化氢氟酸,能穿透细胞壁,因此氟在胃中能被大量吸收。

由于小肠表面黏膜的皱褶和指状绒毛及无数微绒毛覆盖每个上皮细胞,小肠表面积增加,形成一个巨大的吸收储备库,因此,大多数没有被胃吸收的氟迅速在小肠被吸收。除了胃肠道外,呼吸道、皮肤和口腔黏膜也能吸收部分氟。

(3)影响氟吸收的因素:氟化物在机体内的吸收受到诸多因素的影响。氟化物的溶解度可决定其吸收率的高低,可溶性氟化物如 NaF,几乎 100% 被吸收;难溶性的氟化物如 CaF_2 吸收率只有 37%～54%。食物中无机氟及钙、铝含量高时,氟的吸收就减少。胃的 pH 影响氟吸收的速率。有学者用鼠详细研究了胃 pH 对氟在胃部吸收的影响,结论是胃的 pH 与氟吸收率呈负相关。有资料报道,当胃 pH 为 2 时,30 min 后可吸收 45% 的氟,但当胃 pH 为 7 时,30 min 后只有 22% 的氟被吸收。

2)分布

(1)血液、乳汁和软组织:人体血液中 75% 的氟存在于血浆中,其余的主要存在于红细胞。血浆氟通常有两种存在形式,一种为离子型(游离氟),另一种为非离子型(结合氟),几乎所有血浆氟都是离子型,它不与血浆蛋白及其他血浆成分或软组织结合参与生理代谢过程,其半衰期为 4～10 h。在正常情况下,血浆游离氟一般为 0.01～0.02 mg/L。结合氟由几种脂溶性氟化物组成,一般来自食品加工或包装的污染。血浆氟的稳定水平取决于氟摄入的剂量与频率。水氟在 0.25 mg/L 时,血浆氟为 0.01 mg/L;水氟在 1.2 mg/L 时,血浆氟为 0.04 mg/L;水氟在 9.6 mg/L 时,血浆氟为 0.12 mg/L。

乳汁氟的含量很低,为血浆氟的 1/2,其游离氟浓度在 0.01 mg/L 以下。有人观察到,当饮水氟增加 41 倍时,尿氟增加 10 多倍,血浆氟增加 2～2.5 倍,乳汁氟只增加 1.5 倍,这对婴儿有一定的保护作用。

大多数软组织细胞内液体中的含氟量与血浆氟浓度之间存在着稳定状态。软组织含氟量一般低于血浆水平,健康的肾除外,因为肾产生尿,偶尔可导致氟累积。氟化物可通过胎盘,胎儿血氟水平约为母体血氟水平的 75%,说明胎盘只有部分屏障作用。脑的含氟量最低,提示氟不易通过血脑屏障。

(2)骨和牙:成人体内约 99% 的氟沉积在钙化组织中。氟以氟磷灰石或羟基氟磷灰石的形式与骨晶体相结合。

骨氟含量随摄氟量和年龄的增加而增加,但实际沉淀率与年龄呈负相关。骨氟浓度在骨松质中高于骨密质,代谢旺盛的骨中含氟量高于静止骨。氟在硬组织中的沉淀是终生不断的,因此,骨氟的含量可作为个体一生中氟摄取量的指标。氟与骨的结合是可逆的,蓄积在骨松质中的氟还可以再释放到血液中,因此骨松质可起到氟库的作用。

牙的氟蓄积与骨基本相似,也是随着年龄和饮水氟浓度的增加而增加。个体牙含氟量相对低于其骨含氟量。氟在牙形成、矿化时期以及矿化后进入牙组织,牙釉质的氟主要聚积在表层,牙釉质表层含氟量较深层高5～10倍。

(3)唾液和菌斑:一般来说唾液中的氟浓度低于血浆氟浓度,约为血浆氟浓度的2/3,但其在一定程度上可反映血浆氟浓度的水平,即血浆氟浓度升高,腺体分泌的氟浓度就增加。全唾液的氟含量不仅与腺体分泌有关,还与日常饮食以及氟制剂的使用有关。尽管唾液氟浓度较低,但人群如果能保持有规律地暴露于低氟水平,对维持牙矿化物的稳定性,减少龋病发生,发挥防龋作用也是十分有效的。菌斑中含氟量为5～10 mg/L(湿重),是全唾液的100～200倍。其含量取决于外源性氟化物的使用频率和氟浓度的高低。菌斑中的氟大部分以结合形式存在,少量以离子氟形式存在。

唾液与菌斑和菌斑液直接接触,局部用氟后唾液中的氟很快会转移到菌斑或菌斑液中,使唾液和菌斑中的氟浓度适当升高。

3)排泄

(1)经肾脏排泄:肾脏是排泄体内氟的主要途径,一般成人摄氟量的40%～60%由尿排出。由尿排出的氟占氟总排泄量的75%左右。肾的氟清除率与尿 pH 和流速成正比关系。pH 高(碱性尿),尿流速快,肾清除氟的速度则快;pH 低(酸性尿),尿流速慢,肾清除氟的速度则慢。一般尿氟的排泄速度,在氟摄入的最初4 h 最快,3～4 h 可排出摄氟量的20%～30%,24 h 可排出摄氟量的50%以上。氟的快速排出对人体是一种保护作用。急性氟中毒的患者通常可在4 h 内发生死亡或得到康复,这一关键时期是非常短的。

长期摄入一定量的氟,尿氟排泄量及骨中的氟浓度可达到稳定的平衡状态,此时,尿氟的日排泄量基本可以反映氟的总摄入量。尿氟水平被广泛看作检测氟摄入量的最佳指数之一,大多数人的尿氟浓度相当低,一般为1～2 mg/L 或更低。尿氟与水氟关系密切,当饮水氟浓度很低或为零时,尿氟为 0.2～0.5 mg/L;饮水氟为 1 mg/L 时,尿氟常为 0.5～1.5 mg/L。尿氟一般与水氟浓度基本一致,但是不同个体之间、同一个体不同时间之间的波动较大。

(2)其他排泄通道:机体还可以通过其他途径排出部分氟,由粪便排出 12.6%～19.5%的氟,由汗腺排出的氟占 7%～10%,还有微量的氟可由泪液、头发、指甲排出。

5. 氟化物的防龋机制　近年来,虽然对氟化物最重要的防龋机制已经有了一致的认识,但是对几种可能的辅助作用仍有怀疑,氟防龋的作用机制仍是一个很有争议的课题。

根据1993 年 WHO 口腔健康状况与氟化物专家委员会的报告,对氟防龋的机制做了如下的陈述:实验室的研究提出,当口腔内保持恒定的低氟水平时,防龋最为有效。菌斑是氟化物的重要储存库,在唾液、口腔软组织及牙釉质表面也有松散结合形式的氟存在。

氟化物之所以能有效地预防龋的发生,是因为它具有几方面的作用,这一看法已取得广泛的认同:①当菌斑与唾液中存在氟化物时,它能促使早期牙釉质病损再矿化,在龋洞形成之前就开始了修复过程。②氟化物也干扰糖原酵解,通过这一过程阻止致龋菌代谢糖产生酸。③较高浓度的氟化物有杀灭致龋菌和其他细菌的作用。④在牙发育期间,摄入氟化物使牙釉质更能对抗其后的酸侵蚀,这一作用的多重性增加了氟防龋的价值。

大量的临床和基础方面的研究都揭示了氟化物防龋的机制。

1)氟能够降低牙釉质的溶解度和促进牙釉质再矿化　早期的研究设想为,氟化物进入磷灰石后可产生一种低溶解度的晶体,因而提出氟能降低牙釉质的溶解度而减少龋的发生。人们通过用牙釉质粉、牙釉质开窗法与转盘法测量溶解度来验证这种设想,都取得了一致的结果,即高氟地区形成的牙釉质的溶解度低于低氟地区。牙釉质在酸性缓冲液中的溶解度随着氟浓度的变化而不同,当氟含量达到 0.05 mg 时将会减少牙釉质的溶解量。当酸性缓冲液成为羟基磷灰石(HA)的饱和溶液后,氟可结合游离的 HA 而成为氟羟基磷灰石(FHA)重新沉积在牙釉质表面,即再矿化。如果不饱和,氟可吸附于 HA 上直接进入晶体形成 FHA 或与牙釉质中羟基交换形成氟磷灰石(FA)。

早在1912年Head就指出唾液可使牙釉质再矿化。1966年Backer Dirks表示支持这种看法,因为他已在临床上观察到许多8岁儿童牙面出现的"白斑"病损到15岁时消失。人体试验龋也已见到上述现象。牙所在的口腔环境中的液体成分中含有氟化物,HA在口腔液体环境中溶解释放Ca、P、F,形成一种氟化的HA饱和溶液,其沉积的程度取决于氟化物的浓度。在牙受龋侵蚀时,pH下降,菌斑中的结合氟释放,环境中的游离氟离子浓度上升。在酸性唾液、菌斑液形成的酸性环境中,Ca、P向釉质晶移动,导致溶液的饱和程度降低,使更多的牙釉质溶解,但同时牙釉质的沉积也在发生,产生部分补偿作用。氟化物则可使Ca、P的沉积率超过扩散率,使更多的HA沉积,即导致了再矿化的产生。

在牙釉质受酸侵蚀期间,必须存在氟离子,才能起到再矿化的作用。牙釉质中FHA中的氟化物与牙外部的氟离子均对牙有保护作用。动物实验结果表明,构建于牙釉质中的氟化物对窝沟龋有较强的治疗作用,而外部的氟离子对治疗光滑面龋较为有效。

氟化物还可以通过其他方式减少龋的发生:①降低牙釉质中的碳酸根浓度,从而降低牙釉质的溶解度。②牙釉质被酸溶解后提供氟离子,与菌斑液、唾液中的氟离子一起,有助于再矿化。③在早期病损中,氟的沉积常常达到足以降低牙釉质溶解度的浓度。

过去认为,结合到牙釉质磷灰石中的氟起到最大的抗龋作用,而现在的认识是恒定地提供可溶性离子氟最为有效。

2)氟对微生物的作用 氟化物抗微生物的作用在防龋中十分明显,它明显受到环境pH的影响。氟化物在一定条件下进入口腔细菌体内,然后对细菌的代谢产生影响。一般认为控制氟化物进入细菌体内的两个因素是菌体外的氟化物浓度与pH差异(ΔpH)。摄取是独立的代谢活动,即发生在糖缺乏时,并且很少受温度变化(22～37 ℃)的影响。细胞外部的pH(pHe)与细胞内胞质的pH(pHi)是不同的,pHi明显高于pHe。两者之间存在着一个pH梯度差(ΔpH),$\Delta pH = pHi - pHe$。氟化物以HF的形式扩散进入细胞,HF在碱性的胞质中分解为H^+和F^-,这样会产生三种结果:①降低细胞内的HF浓度,刺激更多的HF扩散进入细胞。②增加细胞内的氟离子浓度,通常成为酶的抑制剂。③增加细胞内H^+浓度(即pH下降),使产酸减少,甚至中止。因此,ΔpH越大,细胞摄取氟就越多。

变形链球菌对氟的摄取受ΔpH的影响,在实验条件下,细胞内氟浓度可以比细胞外的氟浓度高5～12倍。

对致龋菌糖酵解的影响:①氟的抑酶作用:体外研究表明,氟化物能抑制与糖酵解和细胞氧化有关的酶,如烯醇化酶、琥珀酸脱氢酶等。烯醇化酶对氟化物非常敏感,0.5～1 mg/L氟化物即可抑制这种酶的活性。在糖酵解过程中烯醇化酶需要二价金属镁离子激活。氟能够与Mg^{2+}形成Mg^{2+}-F-PO_4^{2-}复合物,竞争性地抑制烯醇化酶的活性。烯醇化酶是糖酵解过程中的一个重要酶,它可以使糖酵解过程中的中间产物2-磷酸甘油酸转化成磷酸烯醇式丙酮酸,进而生成丙酮酸,后者还原成乳酸。一旦烯醇化酶受抑制,丙酮酸的转化就受到抑制,因此乳酸的形成也受阻。②抑制细菌摄入葡萄糖:氟化物能抑制口腔致龋菌包括变形链球菌对葡萄糖的摄取、转化和利用,从而影响细胞外多糖的合成、细胞内多糖的储存,干扰细菌和菌斑在牙面上的堆积和黏附。③抑制细菌产酸:氟可通过对胞内、外pH的影响抑制细菌的产酸能力。细菌糖代谢所产生的乳酸聚积在细菌胞质内,胞质内H^+浓度升高,细胞膜则将胞质内的H^+主动向细胞外转运,从而使产酸过程得以继续进行。在低pH时,氢氟酸(HF)比氟离子更容易扩散入细菌的细胞质内,HF则携带H^+进入细胞质,同时又抑制细胞膜向外转运H^+,使pHi降低,从而抑制了细菌的产酸。氟化物抑制细菌产酸的最低氟浓度为1～2 mg/L。自然状态下口腔中的氟对菌斑中的细菌不会产生明显的作用,但人为加氟后,体内氟化物可对细菌产生作用。当氟浓度增加时,所有细菌都会受到不同程度的影响,如抑制细菌的代谢(10 mg/L),抑制细菌的生长(100~200 mg/L),甚至杀死细菌(1000 mg/L)。有文献报道,使用氟化凝胶治疗口干燥症患者时,菌斑中的氟浓度可达115~200 mg/L,5年后1/3患者的口腔变形链球菌消失。

3)影响牙的形态学结构　全身用氟除了使羟基磷灰石处于氟化状态、降低可溶解性并增加龋损的再矿化进程外,还可通过改变牙体形态增强牙的抗龋能力。大量的流行病学调查和动物实验的结果显示,生活在高氟区儿童的牙有明显的形态学改变,即牙尖圆钝、沟裂变浅,而低氟区儿童的牙则没有这种改变。氟化物影响牙形态学改变的可能机制是氟化物在牙发育期间产生的作用之一,这种形态的改变可以使牙易于自洁,抵抗力增强。

目前普遍认为上述三个方面的联合作用是氟防龋的重要机制。

6.氟的毒性作用　像其他营养素一样,氟对人体的健康效应与摄取剂量有关,适宜剂量的氟可维持机体生理作用需要。当机体摄入过量氟后,会导致氟中毒,甚至死亡。氟化钠的成人致死量为5~10 g,平均致死量为4~5 g,儿童服用15 mg/kg的氟可致死,而婴儿致死量仅为0.25 g。由于平均致死量相差太大,Whitford提出用很可能中毒剂量(probably toxic dose,PTD)作为确定需立即急诊住院治疗的指征。PTD是很可能导致急性中毒、很可能引起中毒的氟摄入阈值,一般为每千克体重5 mg。

如果氟摄入量在5 mg/kg以下,可服用一定量的钙、铝、镁作为解毒剂;如果氟摄入量达到或超过5 mg/kg,应先迅速采用应急措施,然后住院观察;如果氟摄入量接近或超过15 mg/kg,应采取紧急措施,立即将患者收入医院急诊室进行紧急处理,行心脏监护、抗休克疗法。

过量氟可从4个方面对机体造成损害:①氟盐接触潮湿的皮肤或黏膜包括胃黏膜后形成氢氟酸,引起化学灼伤。②作为全身性原浆毒抑制酶的活性。③与神经活动所需的钙结合。④导致高钾血症引发心脏中毒。

1)急性氟中毒　一次大量服用氟化物,可造成急性氟中毒。急性氟中毒的主要症状是恶心、呕吐、腹泻甚至肠道出血,血钙平衡失调,肌肉痉挛、虚脱、呼吸困难;重者引起心、肝、肾器官的损伤,以致昏迷。总之,摄入过量氟可在4 h内死亡。

急性氟中毒的急救处理原则:催吐、洗胃、口服或静脉注射钙剂、补糖、补液以及对症治疗。在社区预防工作中用氟防龋时,要严格掌握好剂量,并妥善保管氟化物,避免氟中毒。一旦接近或达到PTD要强制性采取急救措施,简单易行的现场抢救措施之一是迅速给患者补充大量牛奶,使牛奶中的钙和氟部分结合,从而减轻氟对机体的毒性作用,但仍需及时采取其他急救措施。

2)慢性氟中毒　在高浓度氟环境中,机体长期摄入过量的氟可导致慢性氟中毒。慢性氟中毒有地方性氟中毒和工业氟中毒。根据氟的来源不同,地方性氟中毒可分为饮水型和生活燃煤污染型。多数资料指出,饮水氟浓度达到3 mg/L以上可产生氟骨病。生活燃煤污染是指某些地区居民以高氟煤为生活燃料,煤燃烧时释放大量的氟污染室内空气和烘烤中的食物等。机体进食污染的食物,吸入污染的空气,长期摄入过量的氟,同样可以引起氟中毒。从事冰晶石或钒土作业的工人,通过吸入、食用或饮水摄入的氟,每日可达20~80 mg,这种情况持续10~20年,骨中的氟可导致骨硬化症。

慢性氟中毒的临床表现是氟牙症、氟骨病,以及神经系统、骨骼肌和肾脏等非骨性损害。氟骨病主要表现为骨质硬化和骨旁软组织骨化。

预防地方性氟中毒可从以下4个方面着手:①采取饮水除氟的措施或选用适宜氟浓度的饮水来源。②改变生活方式,消除因生活燃煤带来的氟污染。③合理处理工业"三废",加强个体防护,改善工作环境。④预防工业氟污染。

3)氟牙症　氟牙症又称氟斑牙或斑釉症,是在牙发育矿化时期机体摄入过量的氟所引起的一种特殊的釉质发育不全,是地方慢性氟中毒的一种突出表现。

（1）临床特点：氟牙症多发生在恒牙，乳牙很少见。这是因为乳牙釉质的发育主要在胚胎期和哺乳期，胚胎期只有极少量的氟通过胎盘，母乳含氟量也很低且比较恒定。患氟牙症牙数的多少取决于牙发育矿化时期在高氟区生活时间的长短，出生至出生后在高氟区居住多年，可使全部牙受侵害；如2岁前生活在高氟区，以后迁移至非高氟区，在恒牙氟牙可能表现在前牙和第一恒磨牙；如果7岁以后再迁入高氟区，则不再出现氟牙症。牙釉质可出现白色斑纹，甚至整个牙为白垩样釉质；有些牙出现黄褐色色染；严重者出现牙实质性缺损以致牙失去整体外形，其严重程度取决于氟过量的水平。牙釉质和牙本质变脆，耐磨性差，但对酸蚀的抵抗力较强。

（2）分类和诊断标准：为研究氟牙症的严重程度与氟摄入量的密切关系，许多学者提出了氟牙症的分类及诊断标准，现分别叙述如下。

Smith分类法：该法将氟牙症分为3级，即白垩、变色、缺损（表3-7），适用于大面积筛选或粗略的流行病学调查。

表 3-7 Smith 氟牙症分类法

分类	标准
白垩型（轻度）	牙面失去正常光泽，出现不透明斑块
变色型（中度）	牙面呈黄色、黄褐色或棕褐色
缺损型（重度）	除上述改变外，牙面还出现浅窝或坑凹状缺陷，或因磨损使牙失去正常光泽

Dean分类法：Dean根据牙釉质表面光泽度、颜色改变程度、缺损程度将氟牙症分为6类，并对侵犯牙面的面积进行估计。Dean分类法是WHO推荐使用的氟牙症分类方法。

Dean指数已广泛用于检测氟牙症，帮助确定中度与重度氟牙症。但Dean本人也承认困难在于鉴别正常、可疑与很轻度的氟牙症。

TF分类法：Thylstrup和Fejerskov根据组织学观察，结合临床表现，将氟牙症分为10度。本法主要用于流行病学调查，或者在临床诊断中描述氟牙症在颊舌面与咬合面的严重程度。分类诊断标准如下所示。

0度：牙面在擦拭或吹干后，牙釉质的透明度正常。

1度：在整个牙面可见细白垩线，这些白垩线和釉面横纹部位相一致，有些病例也可见到牙尖/切缘轻微帽状白垩区。

2度：白垩线更加明显，分散在整个牙面的白垩线经常融合成小云雾状白垩区，在牙尖/切缘帽状白垩区普遍可见。

3度：白垩线融合时，在牙表面可见多处云雾状白垩区。在白垩区之间仍可见白垩线。

4度：整个牙面呈现明显的白垩色或白粉笔色样。已暴露的表面磨损或磨耗部分白垩色不明显。

5度：整个牙面呈现明显的白垩色。有直径＜2 mm的圆窝状缺损（最外层牙釉质主要缺损）。

6度：常可见在白垩牙釉质中融合的小窝形成深度＜2 mm的白带。这一类包括已磨耗的唇（颊）面牙尖釉质，损害区垂直高度＜2 mm。

7度：最外层牙釉质不规则部位的缺损涉及范围小于牙面的1/2，其余完整牙釉质呈白垩色。

8度：最外层牙釉质不规则缺损的范围大于牙面的1/2，其余完整牙釉质呈白垩色。

9度：外层牙釉质大部分缺损，牙体解剖形态发生改变，牙颈部釉质常呈现白垩色。

（3）鉴别诊断：在进行氟牙症流行病学调查时，应注意与以下几种牙釉质异常相鉴别。

釉质发育不全:①釉质发育不全时的白垩色斑的周界比较明确,且其纹线与牙釉质的生产发育线相吻合;氟牙症的斑块是散在的云雾状,周界不明确,与生长发育线不相吻合。②釉质发育不全可发生在单个牙或一组牙;而氟牙症发生在多数牙,以上前牙多见。③氟牙症患者有在高氟区的生活史。

四环素牙:四环素牙釉质表面有光泽;由于牙釉质和牙本质着色,整个牙变暗,呈黄褐色;有四环素接触史。

(4)防治:预防氟牙症的基本原则是限制摄入过量的氟,如选择新的含氟量适宜的水源,应用活性钒土或骨炭去除水源中过量的氟,消除其他增高摄氟量的影响因素。

对于已形成的氟牙症,可用以下方法处理:①对无实质性缺损的氟牙症,前牙可采取脱色法;后牙不予处理。②对有实质性缺损的氟牙症,前牙适合用光固化复合树脂修复,重者可用贴面、甲冠修复;后牙氟牙症影响咀嚼功能者,可采取充填法或金属全冠修复。

7. 氟化物的防龋应用

1)氟化物防龋的全身应用　氟化物的全身应用是通过消化道将氟化物摄入机体,通过胃肠道吸收进入血液循环,然后传输至牙体及唾液等组织,达到预防龋病的目的。

(1)饮水氟化:饮水氟化是将饮水的氟浓度调整到最适宜的水氟浓度,以既能防止龋病的发生,又不引起氟牙症的流行。饮水氟化有自来水氟化、学校饮水氟化和家庭饮水氟化。饮水氟化是一种迄今世界上最有效、最经济、最易行的公共卫生措施。

为了达到防龋的目的,在低氟区将社区供水的氟浓度调整到适宜浓度即为自来水氟化。实施过程中,水厂要有严格的管理和检测系统,能确保饮水氟浓度达到并保持在预定的标准范围内,投加的氟化物有氟硅酸(H_2SiF_6)、氟硅酸钠(Na_2SiF_6)和氟化钠(NaF)等。如果是氟硅酸和氟化钠,用液体投加法,如果是氟硅酸钠,则用固体投加法。根据当地原水氟浓度、气候以及供水量定量投加,每天取水样做常规检测和记录。

知识链接 3-3

自来水氟化的原则:在对氟牙症、饮水氟浓度及龋病三者之间的关系进行了大量研究后,Dean 等学者认为,在预防龋病和预防氟牙症之间确实存在着一个可供选择的既安全又有效的饮水氟浓度范围。因人体氟的来源是多方面的,环境条件和生活方式不同,故在进行人工饮水加氟时,应综合考虑,不能单纯以饮水自然氟含量为依据,应参考当地龋病患病水平和氟牙症指数才能对饮水氟化的效果、安全性、可行性做出初步评价。刘大维等认为自来水加氟应在Dean 规定的三条原则基础上遵循以下补充原则:①饮水的适宜氟浓度一般应保持为$0.7 \sim 1$ mg/L。②低氟区饮水氟含量在0.5 mg/L以下,在考虑加氟前,应首先调查该地区氟牙症的流行情况。如果氟牙症指数在0.6以上,则无加氟的必要。③饮水氟含量在 0.5 mg/L以下,氟牙症指数低于 0.6 时,可结合龋病的发病情况决定。应以 15 岁儿童的龋均为标准,如果超过 1DMFT,可酌情适当增加饮水氟含量,如 DMFT 很低,则可考虑其他预防措施。④饮水氟含量超过 1.5 mg/L,则应采取措施消除过量的氟,但饮水氟含量在 1.5 mg/L以下,而氟牙症指数超过 1 时,应找出原因,采取措施,减少氟的摄入量。⑤饮水氟含量应按季节、气温的变化进行调整。⑥自来水加氟需要严格的管理和检测系统,保证安全有效。

防龋效果:经过 50 多年的实践检验,饮水氟化的防龋效果与安全性已得到充分肯定,主要表现为龋病的减少和龋病进展的减慢。饮用氟化水时间越早效果越好,饮用氟化水时间越长效果越好。有报道自出生时即开始饮用氟化水防龋效果最好,龋病可减少约 50%,这是氟化水全身作用和局部作用的效果。在饮用氟化水 3 年后可观察到已萌出牙的防龋效果,但比一出生时就饮用氟化水的人的防龋效果要低。这种对牙萌出后的效果是氟化水局部作用的效果。饮水氟化的防龋效果见表3-8、表3-9。

表 3-8 自来水氟化的防龋效果(12～14 岁儿童)

报告者	城镇	氟化浓度	检查年份	DMFT	减低率/(%)
Dean	Grand Rapids	氟化前	1945	9.0	55.5
		氟化至 1 mg/L	1959	4.26	
Blayney	Evanston	氟化前	1946	9.03	48.8
		氟化至 1 mg/L	1959	4.66	
Hutton	Sarina	低氟对照区	1957	7.46	56.7
	Brantford	氟化至 1 mg/L	1959	3.22	
Ast	Kingston	低氟对照区	1960	12.46	70.1
	Newburgh	氟化至 1 mg/L	1960	3.76	

表 3-9 饮水氟化 26 年,澳大利亚 NSW 地区学校儿童的患龋情况

组别	DMFT					
	1963 年	1967 年	1970 年	1973 年	1979 年	1988 年
6 岁	1.3	0.9	0.5	0.4	0.1	0.1
9 岁	4.0	3.2	2.9	2.0	1.1	0.3
12 岁	8.4	7.0	5.6	4.3	2.4	0.9
15 岁	12.5	11.2	10.2	7.7	4.6	1.5

氟化水对恒牙的防龋效果优于乳牙。1980 年 Murray 和 Rugg-Gunn 根据对 20 个国家 94 个氟化区的研究结果总结报道了使用氟化水使恒牙龋减少 50%～60%。这可能与胎盘的部分屏障作用及乳牙牙冠与组织液接触时间较短有关。饮水氟化区恒牙无龋儿童是非饮水氟化区的 6 倍。从儿童期开始一直饮用氟化水,效果可持续到中年期和老年期。与非饮水氟化区比较,因龋丧失的第一恒磨牙减少 75%,前牙邻面龋减少 95%。氟对光滑面龋的预防效果优于点隙窝沟龋,有资料表明氟可使光滑面龋减少 85%,邻面龋减少 78%,窝沟龋减少 26%～45%。因此,只有将氟化物和窝沟封闭联合使用,才能最大限度地预防龋病。饮用氟化水可使错位牙和牙间接触不良减少。生活在加氟区与非加氟区 6～14 岁儿童牙颌畸形的患病率相差 20%。这可能是第一恒磨牙龋损缺失减少,乳磨牙早失和前磨牙早萌减少的结果。

自来水氟化的优点:自来水氟化是一种有效、安全、经济、可行的防龋措施。①成本较低。②具有突出的公共卫生特征,无论个人经济状况、文化水平、自觉程度及口腔科的人力物力如何,当饮水氟化开始后,只需少数人管理,即可使众多的人受益。③具有突出的社会性,可通过一定的立法程序决定实施。④社区和居民因龋病治疗的费用减少,并减少了银汞的消耗和汞污染。

自来水氟化的不足之处:①人饮用的氟化水的量仅占氟化水总量的 2%～3%,这样,可能会造成氟的浪费或者增加供水设备的额外费用。②没有自来水供给装置的地区无法实施。③不能完全消灭龋病,只是综合防龋措施的一部分。

学校饮水氟化适用于不能实施公共自来水氟化的低氟区,如没有自来水的乡村。由于学生只有部分时间在学校饮水(20%～25%),而且年龄已在 6 岁以上,恒前牙牙冠已矿化,产生氟牙症的问题较小,所以在学校内的饮水氟浓度可以为社区自来水氟适宜浓度的 4.5 倍,其防龋效果类似于自来水氟化,见表 3-10。学校饮水氟化的方法技术上比较简单可行,可以纳入学校口腔保健工作计划,但同样需要一套供水设备,有严格的管理和监督措施。有研究表明使用学校饮水氟化时,晚萌出的牙比早萌出的牙预防效果好,萌出较早的第一恒磨牙龋面均减少

Note

31%,而晚萌出的尖牙、前磨牙和第二恒磨牙龋面均减少57%,未发现氟牙症问题。

表 3-10　学校饮水氟化 12 年后 DMFS 均数（Heifetz 等,1978）

研究地区	DMFS 均数	DMFS 均数	DMFS 均数差	与基线比较下降率/(%)
	1958 年	1970 年		
Elk Lake	13.12	7.94	5.18	39.5
	(n＝1030)	(n＝1149)		
	1968 年	1980 年		
Seagrove	12.39	6.49	5.90	47.6
	(n＝766)	(n＝758)		

(2)食盐氟化:食盐氟化是调整食盐的氟浓度并以食盐作为载体,将氟化物加入人们常吃的食品中,以达到适量供氟、预防龋病的目的。瑞士学者 Wespi 于 1946 年最早应用食盐氟化预防龋病。随后许多国家,如匈牙利、哥伦比亚、瑞士、德国、西班牙、法国、中国、牙买加、墨西哥、智利、阿根廷等,对食盐氟化进行了研究和临床应用,并取得了与饮水氟化相似的防龋效果。到目前为止,全世界已有 20 多个国家应用氟化食盐防龋。

防龋效果:食盐氟化适用于没有开展饮水氟化或没有自来水的低氟区。不同国家或地区由于饮食习惯的不同,人群对盐的摄入量也不尽相同,因此在选用食盐氟化时,其含氟量也有所不同,一般为 90～350 mg/kg。

在瑞士,Zurich 于 1955 年开始在人群中使用 90 mg/kg 氟化食盐,在 1962 年调查时发现,家庭使用氟化食盐的儿童,其患龋率有轻度的降低。Glarus 于 1974 年开始应用 250 mg/kg 氟化食盐,1983 年调查时发现,14 岁儿童 DMFT 与对照组比较降低了 53% 左右。1985 年 Vaud 的调查结果表明,在用氟化食盐 15 年后的 20 岁入伍新兵中,DMFS 为 11.6,DMFT 为 7.1,而未开展防龋措施地区新兵的 DMFS 为 21.2,DMFT 为 11.3。

哥伦比亚于 1965 年开始了为期 8 年的 200 mg/kg 氟化食盐的临床试验,结果 8 岁儿童 DMFT 明显下降(表 3-11)。

表 3-11　哥伦比亚实施氟化食盐 8 年后 8 岁儿童 DMFT 结果

	NaF 食盐 /(200 mg/kg)	CaF_2 食盐 /(200 mg/kg)	饮水氟化 /(1 mg/L)	对照组
1964 年	3.7	3.8	3.8	4.3
1972 年	1.4	1.1	0.8	3.8
减少	2.3(62%)	2.7(71%)	3.0(79%)	0.5(12%)

Toth(1978)报道了匈牙利应用 250 mg/kg 氟化食盐 10 年后,儿童乳牙及恒牙龋齿的患病情况,对照组 DMFT 在 10 年间变化不大,而试验组龋均得到明显控制(表 3-12);同时也发现应用氟化食盐越早,对第一恒磨牙的防龋效果越好。

表 3-12　应用氟化食盐 10 年后儿童患龋情况

年龄/岁	对照组		食盐氟化组		饮水氟化组
	1966 年	1976 年	1966 年	1976 年	1977 年
4～6,dmft	5.94	5.98	5.35	2.80	1.37
7～11,DMFT	3.35	2.80	3.62	1.45	1.06
12～14,DMFT	7.33	7.20	6.60	3.65	2.58

国内武汉大学口腔医学院在进行了食盐氟化可行性实验研究以后,于 1988 年开始了在幼

儿园实施 200～250 mg/kg 食盐氟化的临床观察,并分别于 1990、1994 年报道了食盐氟化的防龋效果。结果表明,应用氟化食盐 3 年后,乳牙新增 DMFT 降低 50% 左右,第一恒磨牙 DMFT 也有明显下降,这提示 200～250 mg/kg 氟化食盐在我国低氟区也有推广应用的前景。

优点:实施食盐氟化除了具有饮水氟化类似的效果外,还有一些饮水氟化所没有的优点。①覆盖人群广泛,不受地区条件限制,可大规模生产和供应。②不需要设备完整的供水系统。③与饮水氟化相似,减少了氟的浪费。④生产和控制方法简单,费用较低。⑤每个家庭可自由选择,无心理上的压力。

氟化食盐的不足之处:①防龋效果与大众接受程度和范围有关,因此,要想推广氟化食盐需要加强对大众的宣传和教育。②难以精确控制每一个体的耗盐量,特别是对幼儿,存在着摄盐量过少而达不到良好的防龋效果的问题。③食盐摄取量在不同地区与不同人群之间差异很大,WHO 推荐每人每天 6 g 摄入量,我国全国平均为 13.2 g,北方地区可高达 20 g 以上,这对氟化食盐含氟量的确定带来一定困难。④氟化食盐的销售范围难以控制,如果进入高氟或适氟地区会造成危害。

(3)牛奶氟化:牛奶氟化是将适量的氟化物添加到牛奶中,使牛奶达到所需的氟化物浓度。氟化牛奶可以不同形式生产,如液体奶和奶粉。用于牛奶氟化的氟化物有氟化钠、氟化钙、单氟磷酸钠和氟硅酸钠。

牛奶营养丰富,含有多种蛋白质、脂类、乳糖、丰富的钙与磷等矿物质,以及多种维生素。因此,它是婴幼儿、孕妇和生长发育期儿童以及老弱病残者普遍饮用的营养食品。牛奶还是氟化物的良好载体,又属于非致龋食品。因此,20世纪50年代瑞士儿科专家 Ziegler 就提出牛奶氟化防龋的设想。美国学者 Russoff 于 1960 年首次报道了牛奶氟化防龋的临床试验效果,1986 年 WHO 与 Borrow 牛奶加氟基金会(BDMF)共同建立了国际牛奶氟化防龋社区试验项目,在过去的许多年里开展了一系列研究。

Ericsson 用同位素[18]F 进行动物实验,比较了牛奶和水中氟化物被吸收的速率,结果表明,摄取后 1 h 内,牛奶中氟化物的吸收量很少,但随后则大量吸收并持续较长时间。牛奶氟化后,在前 4 h 内,大多数氟化物以离子形式存在,随后约 1/5 与牛奶中的钙和蛋白质结合,但这并不妨碍氟化物从肠道吸收。据估计,氟化牛奶中的氟化物大约 72% 被机体吸收。牛奶不会降低氟的生物利用度。

Stephen 等的双盲试验表明,4.5～5.5 岁的儿童每天饮用加氟牛奶(7.0 mg/L)5 年,DMFS 降低 43%。

(4)氟片、氟滴剂:氟片是由氟化钠或酸性氟磷酸盐加香料、赋形剂、甜味剂制成的片剂,目前推荐的有 0.25 mg 和 0.5 mg 两种不同的含氟量。口服氟片适用于未能实施其他全身性用氟措施防龋的低氟区人群。由口腔医生开处方后方可服用,每次处方氟化钠总剂量不得超过 120 mg。应用剂量与当地饮水氟浓度和儿童年龄有关。1994 年 WHO 专家委员会推荐的 1981 年以来英国所用的氟片剂量标准见表 3-13。

表 3-13 儿童每日供氟剂量表 单位:mg/d

年龄/岁	饮水氟浓度/(mg/L)		
	<0.3	0.3～0.7	>0.7
0.5～2	0.25	0.00	0.00
>2～4	0.50	0.25	0.00
>4～16	1.0	0.50	0.00

家庭服用氟片,需要家长的高度重视和积极配合,医生要向家长和儿童讲清每日服用的剂

量和用法,家长要认真监督儿童服用。在学校和幼儿园服用氟片,要有专人负责实施和监督,才能长期坚持。口服氟片时,应先将片剂嚼碎或含化并布满整个口腔,使它兼有局部作用,以增强效果。服用后嘱半小时内不漱口,不进食,氟片一般不宜吞服。

氟片成本低,目前有不少国家在儿童中使用。如奥地利、澳大利亚、日本等地均采用口服氟片预防龋病。1964 年 Grissom 等报道每周 5 天在学校给 6～11 岁儿童服用氟化钠片剂,每天一片,每片含 1 mg 氟,观察 2 年,DMFS 降低 34.1%。Binder 等收集整理了 18 份关于口服氟片 2～3 年的防龋效果报告,得出口服氟片 2～3 年一般均可使乳牙患龋情况降低 50%～60% 的结论。1969 年瑞士 Marthaler 报道,儿童口服氟片 8 年后,第一恒磨牙颌面龋发生减少 23%～33%,后牙邻面龋的发生可减少 51%～67%。

虽然口服氟片的方法简便易行,效果也较好。但由于家长易忘记、怕麻烦等因素,不易长期坚持。因此,作为一项公共卫生措施,氟片的应用是有限的。

氟滴剂适用于 2 岁以下的幼儿。每日睡前将含氟溶液滴于颊黏膜或舌部,不漱口,不饮水,可获得全身和局部的双重作用。选择应用的原则和每天补充的氟化物量与氟片相同。使用氟滴剂可使龋病发病率降低 40%。

2)氟化物防龋的局部应用　局部用氟是采用不同方法将氟化物直接用于牙表面,目的是增强牙表面的矿化程度或促进再矿化,以提高牙的抗龋病能力,通过局部作用预防龋病。这些方法通常由专业人员或个人使用。个人应用的氟浓度较低,这样才比较安全。局部用氟的范围较广,既适用于未实施全身用氟的低氟区或适氟地区人群,也可与全身用氟联合使用,以增强其防龋病效果。

局部用氟的途径包括使用含氟牙膏、含氟漱口水、含氟凝胶、含氟涂料等。局部用氟适用于大多数人群,尤其多用于儿童和青少年。无论在低氟还是适氟地区,局部用氟都可以获得一定的防龋效果。在过去 50 年中,对局部用氟防龋病的方法已经进行了大量的研究,认为其可以明显增加牙抵抗力,一般能使龋病发病率降低 20%～40%,已经成为广泛使用的防龋病措施。但局部用氟只对已萌出的牙起作用。

(1)含氟牙膏:100 多项临床试验结果表明,含氟牙膏有明显的防龋效果。2～3 年的临床试验报告显示可使龋病发病率降低 25%。用于含氟牙膏的氟化物有氟化钠、单氟磷酸钠、氟化亚锡与氟化铵等。一般应用的摩擦剂有二氧化硅、碳酸钙、三氧化二铝和焦磷酸钙等。目前,国外生产的牙膏基本都是含氟牙膏,占牙膏销售总量的 80%～90%。我国含氟牙膏的生产和销售也逐年增加。许多专家的共识是含氟牙膏在世界范围的广泛应用是使患龋率出现大幅度下降的主要原因之一,特别是在发达的工业化国家。但含氟牙膏的价格较贵,影响其在发展中国家的推广应用。因此,20 世纪 90 年代以来,WHO 的专家呼吁并推荐将在发展中国家生产和应用大众负担得起的含氟牙膏刷牙作为整个公共卫生措施的一个组成部分,以促进人类的口腔健康。

①几种主要的含氟牙膏:a. 单氟磷酸钠(Na$_2$PO$_3$F)牙膏:单氟磷酸钠牙膏是一种共价性氟化物牙膏。主要特点是单氟磷酸钠与多种摩擦剂如不溶性偏磷酸、无水磷酸氢钙、二水合磷酸氢钙、三氧化铝、二氧化硅及磷酸钙等摩擦剂的相容性好。单氟磷酸钠经酸或唾液分解,需要更多时间释放出氟离子。含单氟磷酸钠 0.76% 相当于含 0.1% 的氟。单氟磷酸钠牙膏对牙不染色,pH 接近中性而且比较稳定,对人无副作用。b. 氟化亚锡(SnF$_2$)牙膏:1956 年美国首先报道氟化亚锡防龋效果好,于是开始生产和使用氟化亚锡牙膏。具有代表性的产品含有 0.4% 氟化亚锡,其摩擦剂为焦磷酸钙(它与氟化亚锡有较好的相容性),经观察临床防龋效果良好,于 1964 年得到美国牙科协会治疗委员会认可,是第一个得到认可的含氟牙膏。40 多项临床研究结果发现其预防龋病效果有较大差别;另外,氟化亚锡与牙膏中摩擦剂的成分磷酸氢钙不相容,但与近来广泛使用的不溶性偏磷酸化合物相容。氟化亚锡由于具有化学反应性与不稳

知识链接 3-4

定性,在溶液中水解和氧化失去氟离子,有染色和金属味道的缺点,且有效期短,因而被其他含氟牙膏所替代。20世纪90年代以来由于疾病谱的改变,重点转向龋病与牙龈炎预防,氟化亚锡具有内在抗菌作用、抗龋作用及根面牙本质脱敏作用,学者们又开始重新评价氟化亚锡牙膏的潜在功效。经过研究改进,开发出了一种新的稳定型氟化亚锡牙膏,其生物学活性更加稳定,保存时间延长,用以抗菌斑、牙龈炎,同时又防龋,于是新的氟化亚锡/水合二氧化硅牙膏又开始生产和应用。氟化亚锡与牙釉质形成氟磷酸盐与锡的共聚体,起到防龋和牙本质脱敏作用。c.氟化钠(NaF)牙膏:氟化钠是首先在牙膏中采用的一种离子型氟化物。遇水即可释放出氟离子,以往使用含量是0.22%,新的趋势使用0.24%的氟化钠(0.11%的氟)。早期氟化钠牙膏由于氟化钠与碳酸钙、正磷酸钙等摩擦剂不相容,使氟离子失去活性,防龋效果不明显。经过对摩擦剂进行了合理选择后,如选用丙烯酸塑料或焦磷酸钙、二氧化硅作摩擦剂,证明其防龋效果是肯定的,13项氟化钠牙膏的临床试验表明其可使患龋率降低11%~48%。氟化钠牙膏没有使牙齿染色的缺点,pH接近中性,一般比较稳定。d.氟化铵牙膏:氟化铵为一种有机氟化物,其具有特殊的分子结构,即氟离子与一种有机脂肪酸铵结合,Mühlemenn等(1957)的实验研究表明其在降低牙釉质溶解度方面比无机物具有优越性。1967年报道其作为防龋措施的优点在于它是典型的表面活性剂,使氟快速分布于牙表面,增加牙釉质的氟摄取与沉淀,增强牙釉质的抗酸能力并促进早期龋的再矿化,毒性低。Marthaler(1965)的3年临床试验结果表明,其可使患龋率下降30%。氟化铵牙膏的摩擦剂使用不溶性偏磷酸钙或硫酸钡。

②含氟牙膏的吞咽和吸收:由于含氟牙膏在工业化国家的销量为80%~95%,因此牙膏中氟的吞咽和吸收引起了科学家的重视。成人每次刷牙大约使用1 g牙膏,假定牙膏的含氟量为1000 mg/kg,每次刷牙大概使用1 mg氟离子。牙膏的吞咽量随年龄而异,Ericsson发现4~5岁儿童每人每次使用0.45 g牙膏,可能吞咽26%~30%,6~7岁吞咽25%~28%。另一项调查发现5~7岁儿童用1 g牙膏时约吞下0.5 g。使用放射线同位素的研究发现,吞下的牙膏中3%~12%的氟被吸收。因此对于6岁以下的儿童,含氟牙膏的用量要相对少些,另外注意不要让儿童吞食含氟牙膏。须嘱咐儿童刷牙后吐出唾液混合物,避免过多摄入。在一般情况下,儿童使用少量含氟牙膏刷牙不会引起氟牙症,Ripa评价了11篇发表的文章,10项回顾性研究中有9项没有发现儿童早期应用含氟牙膏与氟牙症之间的相关性,仅1项研究发现使用含氟牙膏会导致氟牙症,但氟牙症患病率很低(13%),而且程度很轻。Howwink和Wagg进行的氟牙症前瞻性研究结果没有发现儿童使用高浓度含氟牙膏与牙釉质混浊或釉质发育不全有关。只有儿童年龄太小,吞咽反射尚未完全建立,经常使用含氟牙膏并吞咽过量的氟,才有可能引起某些牙的很轻度氟牙症。

不同氟化物配方牙膏的防龋效果:如果氟化物与摩擦剂相容,不同含氟制剂的临床效果差别很小,甚至没有差别。表3-14所示为4种含氟牙膏的效果对比。

表3-14 不同含氟牙膏的防龋效果

牙膏	研究报告/个	预防效果(患龋率的降低)/(%)
NaF	17	21.4
SnF_2	46	22.0
Na_2PO_3F	34	22.2
AmineF	4	22.5

虽然以上的研究是在不同人群、不同条件下进行的,但从整个结果来看没有大的区别。

摩擦剂系统:具有防龋作用的游离氟在牙膏中的含量及稳定状态依赖于所用摩擦剂的种类。很多摩擦剂与氟化钠不相容,但与单氟磷酸钠相容。氟化亚锡-偏磷酸盐,氟化钠-二氧化硅具有好的相容性,单氟磷酸钠与偏磷酸盐和碳酸钙在一段时间内也相当稳定,然而氟化亚锡-焦磷酸钙配方中氟的失活较快,氟化钠与碳酸钙则完全不相容,使氟离子很快丧失。

③牙膏的含氟浓度:目前大多数牙膏含氟浓度为 1000~1100 mg/kg。研究表明,含氟浓度低的牙膏较含氟浓度 1000 mg/kg 牙膏的防龋效果差,而含氟浓度 1500 mg/kg 的牙膏效果较含氟浓度 1000 mg/kg 的牙膏效果好。Stephen 等(1988)的研究认为在含氟浓度 1000~2500 mg/kg 范围内,含氟浓度每增加 500 mg/kg,可使患龋率下降 6%。一般而言,含氟浓度高会增强牙膏的抗龋力。一些专家认为增加氟的浓度到 1500 mg/kg 以上可增强防龋效果,但由于不同研究差别较大,含氟浓度在 1500 mg/kg 以上继续增大浓度对防龋能力增加的影响还需要进一步研究。

幼儿中使用含氟牙膏应注意一些问题,儿童在使用牙膏时经常会吞食一部分,为身体所吸收,其吞咽量可达 27%,经常过多使用含氟牙膏的儿童有患氟牙症的可能。解决这一问题的办法是,6 岁以下儿童应在监督与指导下使用含氟牙膏,儿童使用牙膏时用量应少,约为黄豆大小或挤出牙膏约 5 mm。Winter 等(1989)研究表明幼儿使用含氟浓度低(550 mg/kg)的牙膏刷牙,其防龋功效与高浓度(1055 mg/kg)相似。因此,从安全性考虑,应生产适合儿童使用、含氟浓度低的牙膏,一些专家建议为儿童生产的含氟牙膏中含氟浓度为 500 mg/kg 较好。另外,在饮水氟含量过高,有地氟病流行的地区,6 岁以下儿童不推荐使用含氟牙膏。

牙膏是自我保健、维护口腔健康的必需用品,而含氟牙膏又是使用最广泛的防龋病牙膏。在推广含氟牙膏预防龋病的领域中,仍有许多研究工作要做,如婴儿的氟来源与其后恒牙可能出现的氟牙症之间的关系,幼儿含氟牙膏用量的控制方法,儿童用低浓度含氟牙膏的防龋效果,含氟牙膏预防老年人根面龋的效果以及添加某些制剂增强含氟牙膏的防龋功效等。随着研究的进展,含氟牙膏将会在更多的国家和人群中发挥它的防龋作用。

(2)含氟漱口水:使用含氟漱口水是局部用氟防龋的方法之一。实践证明,含氟漱口水是一种使用方便、容易掌握、价格较低、实际可行、适合于低氟区及适氟区,预防学校儿童龋病的牙科公共卫生措施之一。20 世纪 70—80 年代在 14 个国家的研究表明,每天或每周使用氟化钠溶液漱口可使患龋率降低 20%~40%。含氟漱口水适用于中等或高发龋地区,对龋病活性较高或易感人群、牙矫正期间戴固定矫治器的患者,以及不能进行口腔自我健康护理的残疾患者,可以推荐使用含氟漱口水。

含氟漱口水一般推荐使用中性或酸性氟化钠(NaF)配方,0.2% NaF(含氟 900 mg/kg)溶液每周使用一次,0.05% NaF(含氟 230 mg/kg)溶液每天使用一次。除此之外,还有含氟化亚锡、氟化铵的漱口水,其浓度范围为 100~250 mg/kg,这些在适宜浓度范围的含氟漱口水研究发现有类似氟化钠漱口水的防龋效果,但氟化钠味道易于接受,价格也比较便宜。

口腔医生必须知道含氟漱口水使用的剂量和正确含漱方法,根据推荐的方法正确开出处方,5~6 岁儿童使用 5 mL,6 岁以上每次使用 10 mL,含漱 1 min 后吐出,半小时内不进食或漱口。尽管含氟漱口水安全,每次用后口内滞留或吞咽量很少,约 15%,但 5 岁以下儿童的吞咽功能尚未发育健全,不推荐使用。

(3)含氟涂料:含氟涂料是将氟化物溶入一种有机溶剂,涂布于牙齿表面在几分钟内硬化以防龋病的制剂。它具有在牙面上停留一段时间的优点。含氟涂料作为一种局部用氟的防龋制剂,自 1964 年 Schmidt 提出用一种高氟浓度的涂料 Duraphat 后在欧洲广泛使用,并取得了良好的防龋效果。

①含氟涂料的组成:含氟涂料通常含有 0.1%~5% 的氟化钠、蜂蜡和乙醇(形成凝胶状结构以稳定钠离子)、虫胶和乳香树脂、流动增强剂、糖精、调味剂等成分。它大大地延长了氟化物与牙齿表面的接触时间,从而改善了现有的局部用氟法。

目前,常见的含氟涂料产品有 Duraphat、Duraflor、Fluor Protector 及含氟 Copal Varnish

等几种,其含氟浓度为 0.1% F$^-$(1000 mg/kg)、2.26% F$^-$(22600 mg/kg)。

近年来含氟涂料已经在欧洲国家得到广泛使用。国内外许多学者对含氟涂料的防龋效果、防龋机制、安全性等进行了大量的研究。

②防龋效果:含氟涂料的防龋效果已经大量的临床及基础研究证实,其能明显增加牙釉质氟化物浓度。大量试验证明,含氟涂料能在牙釉质表面沉积氟化物,并且在脱矿牙面上沉积的氟化物比在健康牙面上多。含氟涂料还能在牙本质形成的人工龋损上沉淀氟化物,这使它可以用于预防根面龋。

许多临床试验也证实了含氟涂料的防龋功效,到目前为止,大多数研究都用于儿童。1979年,Holm 等在瑞典进行了一项为期 2 年的临床研究,对 3 岁的儿童每半年使用一次Duraphat,相对于对照组,实验组的新增龋均下降了 44%。含氟涂料还可用于预防窝沟点隙龋、成人继发龋、正畸患者龋等。Helfenstein 和 Steiner 采用严格的标准纳入数据对 8 项研究所做的 Meta 分析表明,Duraphat 可使平均患龋率降低 38%。研究者们对含氟涂料与含氟溶液也做了比较。1987 年,Seppä 等在低氟区做了一项为期 2 年的临床研究,将 Duraphat、Fluor Protector 及 0.2% 含氟漱口水做了比较,发现 Duraphat 组新增 DMFT 明显低于 Fluor Protector 及 0.2% 含氟漱口水组,而后两组无明显差别。

有研究对近 6 年来含氟涂料的防龋效果进行了系统评价,肯定了含氟涂料的防龋效果,综合效果为 33%～46%。但是,从成本效果考虑,对于患龋率较低的社区儿童,其不是首选的防龋方法,其适用于易患龋或患龋率高或中等的儿童与青少年。因此,含氟涂料应该有选择地应用。

③操作方法及频率:使用含氟涂料方法虽然简单,但操作必须严格按步骤进行。首先用牙刷彻底清洁牙表面,用棉球或气枪吹干牙面,医生用小刷子或棉签将 0.3～0.5 mL 涂料直接涂抹于牙上,并可借助牙线将涂料带到邻面。涂料可以在几分钟内在口腔内的潮湿环境中凝固。要求患者最好在 2～4 h 不进食,当晚不刷牙,以保证涂料与牙齿表面的最大接触,不脱掉。涂膜一般保持 24～48 h。一般推荐每间隔 4 个月做一次涂膜。

在芬兰,含氟涂料一般是每年用 2 次,对易患龋人群,可以一年用 4 次。现在,有人提出为节约费用,应找到更好的使用频率,这一点在发展中国家尤为重要。

对高危患者,最有效的方法是每年用 4 次,可以与氯己定配合使用,这是因为氯己定有抑制变形链球菌的作用,而变形链球菌的重新定殖需要 3 个月的时间。

④防龋机制:使用含氟涂料的目的是使牙表面长时间地与高浓度的氟化物接触,涂料中高浓度的氟化物与牙釉质接触并渗入牙釉质中,不但使羟基磷灰石转化为氟磷灰石,而且产生氟化钙样沉积物。在口腔 pH 下降时分离成游离的氟离子及钙离子,进入唾液、菌斑及磷灰石结构中,参与再矿化并抑制脱矿,这样不但提高了牙釉质表面的氟化物浓度,而且延长了氟化物与牙釉质表面的接触时间。因此,含氟涂料是一种持续渗入牙釉质的储存库。

⑤安全性问题:含氟涂料中含有高浓度的氟化物,但因为用量少,平均每人 0.5 mL,3～11 mg 氟离子,远远低于很可能的中毒剂量(5 mg/kg),因此通常认为其是安全的。a.涂料在使用后快速凝固并黏附到牙上,减少了迅速吞咽的危险。b.唾液能促进涂料的凝固。c.所需剂量很小(涂布全口仅需0.3～0.5 mL)。d.相对于含氟泡沫或凝胶,含氟涂料不需要托盘且操作时间短暂,所以很少有呕吐与吞咽发生。e.含氟涂料可快速凝固,患者可通过漱口来迅速清除黏附到牙龈或黏膜上的涂料。f.局部应用含氟涂料后,测量血浆中氟化物含量,结果显示其仅为酸性磷酸氟凝胶使用后血浆中氟化物含量的 1/7。因为含氟涂料中氟的生物利用度非常低,而含氟凝胶(1.23%)生物利用度接近 100%。Seppä 在儿童中使用含氟涂料后,检测其腮腺液中的氟化物峰值浓度,证明它安全可靠。含氟涂料治疗中未见严重的和经常的不良反应,但也有两例对含氟涂料产生接触过敏的病例报道,这可能是因为出血的牙龈组织与涂料中的

知识链接 3-5

松香基质发生接触性的变态反应,因此,患有牙龈炎的患者禁止使用含氟涂料。

(4)含氟凝胶与含氟泡沫:含氟凝胶与含氟泡沫是两种主要由口腔专业人员使用的制剂,均使用酸性磷酸氟。

①含氟凝胶:含氟凝胶是一种局部用氟措施,使用酸性磷酸氟,即含有氟化钠及磷酸。含氟凝胶的优点是用托盘放置含氟凝胶一次可以处理全口牙,比传统涂氟方法容易,花费时间少;其缺点是对胃肠道有刺激,使用之后血浆及尿氟浓度都很高。

含氟凝胶有不同的含氟浓度。供专业人员使用的 APF 凝胶的含氟浓度为 1.23%(12300 mg/kg),pH 为 3～4,氟以 HF 存在。当用于体重 10～20 kg 的儿童时,用量可达到可能中毒剂量(PTD)。达到 PTD 时,因为可能出现严重毒性反应,这时应立即采取医疗干预与住院治疗措施。因此,临床应用时应该严格掌握适应证,严格操作,尽量减少氟的摄入。1989年根据多项研究得出结论:APF 凝胶每年应用 1 次,使患龋率平均降低 21.9%;每年应用 2次,可使患龋率降低 26.3%。此外,近年来还有一种 2%中性氟化钠凝胶,含氟浓度为 9040 mg/kg,其防龋效果仍需进一步通过临床验证。

此外还有供各人自我保健使用的 0.5%(5000 mg/kg)的 APF 凝胶和氟化钠凝胶,还有 0.1%(1000 mg/kg)的 SnF_2凝胶,这些凝胶可以放置在托盘内使用或直接刷牙使用。

注意事项:选择合适的托盘非常重要,托盘大小应适合牙列,能覆盖全部牙齿,要有足够的深度以覆盖牙颈部的黏膜。托盘内的凝胶要适量,做到既能覆盖全部牙齿,又避免凝胶过多使操作对象感到不适或被咽下,放置托盘时轻压,并嘱患者轻咬使凝胶布满牙面及牙间隙,在口内保留 4 min 后取出,操作时能在口内放置吸唾器更好,完成后将多余的凝胶从牙齿上清除以减少吞咽量。使用含氟凝胶后至少半小时不漱口、不进食。

含氟凝胶一般第一年每季度使用一次,以后每半年使用一次。由口腔专业人员使用,适用于医院和牙科诊所。如用于学校,在口腔医生监督指导下,由经过培训的卫生人员来操作,也是可行的。

使用含氟凝胶现在较少用作公共卫生措施,因为费用较贵,操作较难。含氟凝胶主要用于高度易感龋病患者及患口干燥症的猖獗龋患者等。

②含氟泡沫:含氟泡沫是一种富含氟离子的泡沫,用于增强牙齿抗酸力,促进再矿化,预防易感儿童、老年人以及放射治疗患者的龋病。含氟泡沫的含氟浓度和 pH 与含氟凝胶相同,但由于是泡沫,使用量及患者的暴露量少。国外报道使用含氟凝胶与含氟泡沫后牙釉质氟的摄取量基本相同,但含氟泡沫的用量只有含氟凝胶的 1/5～1/4,可显著减少氟的用量。

Whitford 等(1995)通过观察使用含氟泡沫和含氟凝胶后唾液中的氟浓度的变化发现,虽然使用含氟泡沫后唾液中的氟浓度低于使用含氟凝胶,但它们对提高牙釉质中氟离子含量的效果却是相近的,含氟泡沫较中性氟化钠凝胶中的氟更易吸收。

含氟泡沫的使用方法与含氟凝胶相似,使用软质塑料托盘装入含氟泡沫放入上下牙列,嘱患者轻咬使泡沫布满牙面及牙间隙,在口内保留 1～4 min 取出,拭去残留泡沫,半小时不漱口、不进食。含氟泡沫每年至少使用两次。与含氟凝胶一样,含氟泡沫含氟量较高,因此,应由口腔专业人员在临床上操作使用。

(二)窝沟封闭

窝沟封闭又称点隙窝沟封闭(pit and fissure sealant),是指不去除牙体组织,在𬌗面、颊面或舌面的点隙裂沟涂布一层黏性树脂,保护牙釉质不受细菌及代谢产物侵蚀的一种有效防龋方法。窝沟封闭使用的黏性高分子材料,称为窝沟封闭剂。

氟防龋对于减少牙釉质、牙骨质平滑面龋起到了很大的效果,但对𬌗面窝沟龋的效果却不很理想,因此如何预防窝沟龋成为临床预防龋病的焦点。除了氟防龋外,采用窝沟封闭进一

知识链接 3-6

步防止窝沟龋的发生,是龋病预防措施的重要进展。

1.窝沟解剖形态及患龋特点 牙齿咬合面的形态因牙而异,不同个体的同一颗牙的点隙窝沟形态和深度也不尽相同。通常典型的前磨牙有一条主沟和3~4个点隙,典型的磨牙包括分散于几条发育沟中的10多个点隙,另外还有一些只有在高倍显微镜下才能看到,临床上不易察觉到的多孔结构,长期观察证明,殆面龋的易感性与窝沟的形态和深度有关。

窝沟易患龋与很多因素有关:①点隙窝沟的解剖形态决定了其易被细菌聚集定植。②窝沟太深不能直接为个体与专业人员清洁所达到。③窝沟口被有机填塞物、再生釉质上皮、食物残渣,甚至菌斑阻挡,阻止局部用氟的进入。④点隙窝沟接近釉牙本质界,在一些情况下,可能实际位于牙本质内,由于覆盖在牙本质上的釉质层较薄或缺如,因此这些地方龋病的发生,较之平滑面早而深。

一些学者根据对离体牙磨片的观察发现,从解剖形态上可将窝沟分为 P、V、U、I、IK 和 C 共6种类型,但实际上可将窝沟简单地分为两类:①浅、宽的 V 形沟;②深而窄的 I 形沟(图3-5)。后者沟裂狭窄而长,类似瓶颈,底端膨大朝向釉牙本质界。这类沟裂可有大量分支,典型的沟通常有由缩余釉上皮、菌斑与食物残渣组成的有机填塞物。它为细菌生长定殖、菌斑集聚提供了一个微生态环境,漱口刷牙很难使窝沟清洁。

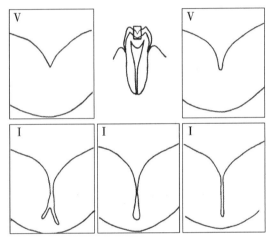

图 3-5 殆面的窝沟

由于窝沟底部釉质厚度较平滑面薄,窝沟龋发生后较平滑面龋发展迅速。窝沟底部与牙本质非常接近,当窝沟患龋时,容易迅速波及牙本质,导致临床上可探查到的损害。而发生在平滑面的龋损要达到牙本质则需要较长时间,在这段时间里可以采取预防措施使病损过程停止。

知识链接 3-7

总之,龋病的发展速度在很大程度上与窝沟深度有关,特别是那些接近釉牙本质界的窝沟,具有高度的龋易感性。

2.窝沟封闭的临床应用

1)窝沟封闭的适应证与非适应证 决定是否采用窝沟封闭防龋涉及很多因素,其中最重要的是窝沟的形态。

(1)窝沟封闭的适应证:深的窝沟,特别是可以插入或卡住探针的牙(包括可疑龋)。若对侧同名牙患龋或有患龋倾向的牙可考虑进行窝沟封闭。牙萌出后达咬合平面即适宜做窝沟封闭,一般是在牙萌出的4年之内。

乳磨牙在3~4岁,第一恒磨牙在6~7岁,第二恒磨牙在11~13岁为最适宜封闭的年龄。釉质发育不全,殆面有充填物但存在未做封闭的窝沟,可根据具体情况决定是否做封闭。总之,封闭的最佳时机是牙齿完全萌出,龋病尚未发生的时候。适应证则取决于儿童牙齿的解剖

Note

41

情况、龋病活性、患龋的风险及儿童合作情况。

(2)窝沟封闭的非适应证:牙面无深的裂沟点隙、自洁作用好不适合封闭。患者不能配合正常操作以及牙尚未完全萌出,被牙龈覆盖也不适合封闭。

2)封闭剂的组成、类型与特点

(1)窝沟封闭剂的组成:封闭剂通常由有机高分子树脂、稀释剂、引发剂和一些辅助剂(如溶剂、填料、氟化物、涂料等)组成。①树脂基质:封闭剂主要成分,目前广泛使用的是双酚 A-甲基丙烯酸缩水甘油酯。②稀释剂:常在树脂基质中加入一定量活性单体作为稀释剂,以降低树脂黏度。一般有甲基丙烯酸甲酯、二缩三乙二醇双甲基丙烯酸酯、甲基丙烯酸缩水甘油酯等。③引发剂:可分为自凝引发剂与光固化引发剂两种,前者常由过氧化苯甲酰(BPO)和芳香胺,如 N,N-二羟乙基对甲苯胺(DHPT)组成。光固化引发剂中,紫外光固化引发剂用安息香醚类,可见光固化引发剂采用 α-二酮类光敏剂。

(2)封闭剂的类型与特点:封闭剂依照固化方式可以分为光固化与自凝固两种,其中有些封闭剂添加了一定量的填料或染料,或两者兼而有之。

光固化封闭剂目前常用的光源为 430～490 nm 的可见光。可见光固化封闭剂的优点:①抗压强度较大且封闭剂表面光滑,与紫外光固化封闭剂相比固化深度更大,术者可在他认为适当的时间使封闭剂固化,且花费时间较少(10～20 s)。②操作方便,容易掌握。不需调拌,克服了自凝固时易产生气泡的现象及固化过快或太慢的缺点,但操作需要特殊设备——光固化机,尤其在大面积开展群体预防工作时更需要较多光固化机,要增加费用。在使用可见光固化机时,其波长、光密度与固化深度和硬度有关,应注意其性能。由于高亮度的可见光波对眼睛视网膜有害,应注意保护眼睛。

自凝固的方法不需要特殊设备,花费较少。但是由于涂布前调拌混合树脂基质与催化剂,材料经聚合反应在 1～2 min 即固化,因此调拌后术者须及时涂布,在规定时间内完成操作,否则就会由于操作时间长,在未涂布时就开始固化,或增加污染的机会而影响封闭的质量。此外,调拌过程也可能产生气泡。

为了提高窝沟封闭剂的压缩强度、硬度和耐磨性,有的封闭剂中还加一定量的填料,其黏结强度、固化时间和保留率不受影响。有的专家认为,加填料的光固化封闭剂较无填料的光固化封闭剂更好。

封闭剂可以是无色透明的,为了便于检查识别保存率,可在封闭剂中加入少量染料。常见者为白色、红色、粉色、蓝色等,加入染料后其防龋效果与保留率无明显区别。

3)窝沟封闭的操作方法与步骤　窝沟封闭的操作可分为清洁牙面、酸蚀牙面、冲洗和干燥牙面、涂布封闭剂、固化、检查六个步骤。封闭的成功依赖于每一个步骤的认真操作,这是封闭剂完整保留的关键。尽管操作并不复杂,但对每一步骤及细节的注意是绝对必要的。

(1)清洁牙面(图 3-6):酸蚀与封闭前首先应对牙面,特别是窝沟做彻底清洁,方法是在低速手机上装好锥形小毛刷或橡皮杯,蘸上适量清洁剂来回刷洗牙面(也可采用干刷)。清洁剂可用浮石粉或不含氟牙膏,要注意含有油质的清洁剂或过细磨料不适用,彻底冲洗牙面后应冲洗漱口,去除清洁剂等,再用尖锐探针清除窝沟中残余的清洁剂。

(2)酸蚀牙面(图 3-7):清洁牙面后即用棉卷隔湿,将牙面吹干后用细毛刷、小棉球或小海绵块蘸上酸蚀剂放在要封闭的牙面上。酸蚀剂可为磷酸液或含磷酸的凝胶,酸蚀面积应为接受封闭的范围,一般为牙尖斜面的 2/3。恒牙酸蚀的时间一般为 20～30 s,乳牙酸蚀 60 s。注意酸蚀过程中不要擦拭酸蚀牙面,因为这会破坏被酸蚀的牙釉面,降低黏结力。放置酸蚀剂时要注意酸的用量适当,不要溢出到口腔软组织,还要注意避免产生气泡。

(3)冲洗和干燥牙面(图 3-8):酸蚀后用水彻底冲洗,通常用水枪或注射器加压冲洗牙面 10～15 s,边冲洗边用吸唾器吸干,去除牙釉质表面的酸蚀剂和反应产物。如用含磷酸的凝胶

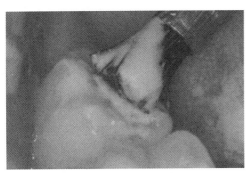

图 3-6 清洁牙面

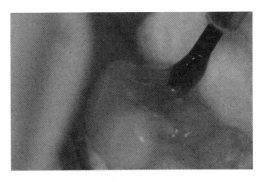

图 3-7 酸蚀牙面

酸蚀,冲洗时间应加倍。冲洗后立即换干棉卷隔湿,随后用无油无水的压缩空气吹干牙面(约15 s),也可采用挥发性强的溶剂如无水乙醇、乙醚辅助干燥。

封闭前保持牙面干燥,不被唾液污染是封闭成功的关键。实践证明使用棉卷可很好地隔湿,其他还可采用专门提供的三角形吸湿纸板或橡皮障等。隔湿在很大程度上也依靠患者的合作。

酸蚀的牙面干燥后呈白色雾状外观(图 3-9),如果酸蚀后的牙釉质没有这种现象,应重复酸蚀。操作中要确保酸蚀牙面不被唾液污染,如果发生唾液污染,则应再冲洗牙面,彻底干燥后重复酸蚀 60 s。

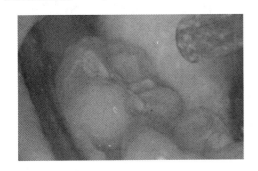

图 3-8 冲洗牙面

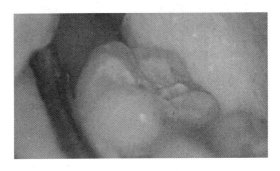

图 3-9 酸蚀后牙面

(4)涂布封闭剂:采用自凝封闭剂时,每次封闭前要取等量 A、B 组分(分别含有引发剂和促进剂)调拌混匀(图 3-10)。调拌时要注意掌握速度以免产生气泡,影响固化质量。自凝封闭剂固化时间一般为 1~2 min,通常调拌 10~15 s。A、B 组分一经混合,化学反应即可开始,完全混匀后在 45 s 内即应涂布,此后自凝封闭剂进入初凝阶段,黏度增大,流动性降低,故调拌涂布要掌握好时机,在初凝阶段前完成。涂布后不要再污染和搅动。

光固化封闭剂不需调拌,直接取出涂布在牙面上,然后使用光固化机固化,由于光固化封闭剂在自然光下也会逐渐凝固。如连续封闭多颗牙,注意不宜取量过多。

涂布方法:用细刷笔、小海绵或制造厂家的专用供应器,将封闭材料涂布在酸蚀牙面上(图 3-11)。注意使封闭剂渗入窝沟,使窝沟内的空气排出,并放置适量的封闭材料以覆盖牙齿全部酸蚀面。在不影响咬合的情况下尽可能有一定的厚度,有时可能会有高点,需要调𬌗。如果涂层太薄就会缺乏足够的抗压强度,容易被咬碎。

(5)固化:自凝封闭剂涂布后 1~2 min 即可自行固化。光固化封闭剂涂布后,立即用可见光源照射(图 3-12)。照射距离为约离牙尖 1 mm,照射时间要根据采用的产品类型与可见光源性能决定,一般为 20~40 s。照射的部位要大于封闭剂涂布的部位。

(6)检查:封闭剂固化后,用探针进行全面检查(图 3-13),了解固化程度、黏结情况、有无气泡存在,寻找遗漏或未封闭的窝沟并重新封闭,观察有无过多封闭材料和是否需要去除,如发

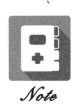

Note

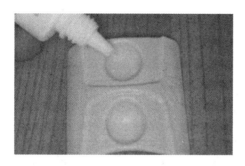

图 3-10　混合封闭剂(自凝封闭剂)

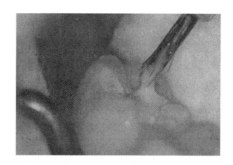

图 3-11　涂布封闭剂

现问题及时处理。如果封闭剂没有填料可不调殆,如使用含有填料的封闭剂,又咬合过高,应调整咬合。封闭后还应定期(3 个月、半年或 1 年)复查,观察封闭剂保留情况,脱落时应重做封闭。

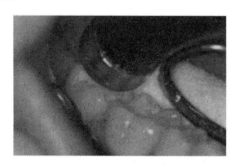

图 3-12　光照固化(光固化封闭剂)

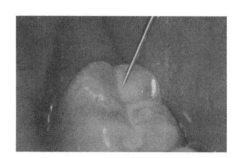

图 3-13　检查

3.窝沟封闭的临床效果

1)临床效果评价　窝沟封闭的临床效果评价,常采用封闭剂保留率和龋降低率两个指标。很多窝沟封闭剂的研究设计采用自身半口对照方法,这样可以大大减少样本量。方法是在口内选择一对同名牙(如两侧下颌第一磨牙),随机选择一颗牙做封闭,另一颗牙作为对照不做处理,经过一定时间后评价封闭剂保留率,并与对照牙比较计算龋降低率。封闭剂保留率的统计常以牙为单位,可分为完整、部分脱落、全部脱落三种情况,分别计算所占总封闭牙的百分比。

计算封闭剂保留率的公式如下:

$$封闭剂保留率 = \frac{封闭剂保留的牙数}{已封闭的总牙数} \times 100\%$$

有人将龋降低率分为龋降低相对有效率和龋降低实际有效率。计算公式分别如下:

$$龋降低相对有效率 = \frac{对照组龋齿数 - 实验组龋齿数}{对照组龋齿数} \times 100\%$$

$$龋降低实际有效率 = \frac{对照组龋齿数 - 实验组龋齿数}{已封闭的总牙数} \times 100\%$$

过去的研究多采用不做封闭作为对照,近年研究多采用一种认可的封闭剂作为阳性对照。使用不做封闭为对照时,研究者不能做到双盲,因为实验组牙面上的封闭剂可见,而对照组没有采用封闭。使用阳性对照则可达到双盲的要求。

Weintraub 在 1989 年对过去 20 年间发表的临床研究进行了总结,表 3-15 所列举的为完全保留率、龋发生率以及龋降低率的结果。临床研究结果表明,单次封闭操作即有显著的预防窝沟龋的作用。更令人惊奇的是那些耐磨性很小的树脂材料在 7 年之后仍然有2/3完全保留,50％在 10 年后仍然完全保留。即使封闭剂部分脱落或完全脱落,仍然有防龋作用。这说明虽然那些已做封闭的牙在临床上观察不到封闭剂,但其仍存在于窝沟深处,起到保护牙的作用。

表 3-15 窝沟封闭完全保留率、龋发生率以及龋降低率

时间	完全保留率/(%)	龋发生率/(%)	龋降低率/(%)
1 年	92	4	83
2 年	85	7	81
3 年	71	14	69
4 年	71	23	62
5 年	67	26	55
6 年	67	27	56
7 年	66	31	55
10 年	57	22	68

关于窝沟封闭保留率的研究发现,封闭剂的保留率下颌较上颌高,这主要归结于下颌容易操作和牙本身的解剖形态。前磨牙的保留率较磨牙高,这是操作方便的原因,同时参加前磨牙封闭研究的儿童年龄大于参加第一磨牙封闭的儿童。有关乳牙封闭的试验研究完成得较少,一次性对乳牙进行封闭也如同封闭恒牙一样显示出较好的完全保留率及防龋效果。有研究报道,1 年的保留率为 95%,3 年的保留率为 93%。美国有的研究对封闭剂脱落后重新封闭的比例进行了调查,发现该比例每年约为 8%,脱落发生率最高的时期是在封闭后的 6 个月内,最高的重新封闭率发生在 5~7 岁年龄组。这是因为第一恒磨牙在这个年龄只是部分萌出,在隔湿与防止唾液污染方面有一定的困难。根据 7 年的研究总结,56% 的牙不需重新封闭,28% 需要一次重新封闭,8% 需要二次重新封闭,剩下的 8% 需要三次重新封闭,并且发现重新封闭的牙齿对龋也有预防作用。美国牙科协会(ADA)在 2009 年发表了针对窝沟封闭防龋效果的回顾性研究,见表 3-16。

表 3-16 不同研究的窝沟封闭的防龋效果

研究对象	观察时间/年	保留率/(%)	龋降低率/(%)
儿童和成年人	1		86
	2		78.6
	4		58.6
儿童(第一恒磨牙)	4		76.3
	9		65
儿童(乳磨牙)	1	74.0~96.3	
	2.8	70.6~76.5	

在临床开展窝沟封闭时,如能每 6~12 个月随访,对封闭剂脱落的牙重新封闭,将会得到更满意的效果。封闭的成功与否取决于牙的选择,术者训练程度、临床操作技术、工作态度等因素。防龋效果与保留率直接相关,只要封闭剂完整保留,就能达到理想的防龋效果。

2)影响窝沟封闭效果的因素 Llodra 等(1993)对窝沟封闭防龋效果做了系统评价和 Meta 分析。将 17 项自凝固封闭剂与 18 项光固化封闭剂的研究结果合并,探讨影响其效果的各种因素(表 3-17)。主要结论:①窝沟封闭剂预防龋病是有效的。②自凝固封闭剂比光固化封闭剂更有效。③封闭剂的效果随着时间而降低。④封闭剂与饮水氟化有一定的联系,操作人员对封闭效果的影响尚需进一步研究。近年来,由于光固化材料及设备的改进,临床更多使用的是光固化方法,其效果也有了提高。

表 3-17　可能影响窝沟封闭防龋效果的因素

因素	研究数	防龋效果/(%)
固化种类		
自凝固	44	71.36
光固化	31	45.92
第一恒磨牙随访时间(仅自凝封闭剂数据)		
1～12 个月	13	77.69
13～24 个月	11	78.64
25～36 个月	7	69.79
37～48 个月	4	68.93
>48 个月	7	57.36
总体	42	71.22
饮水氟状况		
氟化	7	82.69
非氟化	12	71.28
未报告	25	67.79
操作人员		
仅牙医	25	73.13
牙医加助手	12	72.99
仅牙科卫生士	2	63.03
牙医学生加助手	5	65.40
研究开始日期		
1976 年以前或期间	38	72.04
1976 年以后	6	65.80

4. 窝沟封闭的有关问题

1)酸蚀牙釉质对龋病的易感性　封闭剂脱落后,经过酸蚀的牙釉质对龋病的易感性是否会增加,这是口腔医务人员非常关心的一个问题。实验室的研究证实,酸蚀后的牙釉质对酸溶液和人工龋的形成都较完整牙釉质敏感,如将其暴露在唾液中 24 h,则酸对其的溶解度和其发生人工龋损的程度都与未酸蚀牙釉质相似,这是唾液中的矿物质促使酸蚀表面再矿化的结果。研究还发现封闭后的牙釉质即使表面树脂封闭剂脱落,封闭过的牙面患龋率也明显降低。这可能是由于树脂突仍然保留在牙釉质中起着一定的防龋作用,当然这并不意味封闭剂脱落之后就可以不重新封闭。

2)酸蚀牙釉质的污染　在 20 世纪 60 年代末及 20 世纪 70 年代初期进行的临床试验中,还没有认识到预防已经酸蚀的牙面被唾液污染的重要性以及唾液污染对酸蚀技术成功的影响,早期封闭失败主要的原因之一就是没有很好地避免唾液对酸蚀牙釉质的污染,致使封闭剂脱落率较高。

唾液污染阻止了树脂渗透进入酸蚀后形成的微孔结构(图 3-14),因而在多数情况下,封闭材料脱落。有的情况下封闭剂保存下来,但污染的表面不能与树脂结合,在其下形成一个通道,细菌及有机酸可在封闭剂材料下进入窝沟,使细菌得以聚集繁殖,龋病继续发展。

随着酸蚀技术在口腔临床的广泛应用,人们对避免唾液污染酸蚀面,以确保在树脂与酸蚀

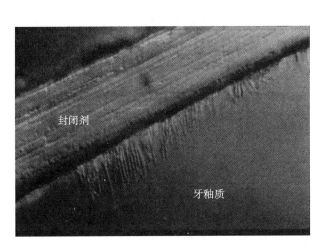

图 3-14　封闭剂树脂渗透进入酸蚀后牙釉质形成树脂突

牙釉面间形成一层黏结带的重要性有了更深的了解。酸蚀牙釉面在唾液污染几秒之后就有沉淀的产物形成,如暴露的时间超过 1 s,就不可能使用气枪去除这些沉淀。故保护酸蚀牙釉质不受唾液污染是酸蚀技术成功的关键。对酸蚀牙釉质短期暴露在唾液中是否可用水汽清除污染的研究表明,只要暴露于唾液中 1～60 s,污染层即不能用高压水汽喷吹去除。因此当唾液污染了酸蚀牙釉质时,应彻底清洗干燥,重复酸蚀步骤之后才能涂布封闭剂。

另一个污染源是压缩空气,油或水污染压缩空气时,吹干牙面就可使一层油膜或水膜覆盖酸蚀面,这将影响树脂渗入牙釉质。可以通过向口镜上吹气来检查是否有此污染。

对棉卷与橡皮障隔湿效果和保留率关系的研究表明,使用橡皮障封闭 2 年后封闭剂的保留率为 96%,而棉卷为 88%。而另一项使用橡皮障封闭 3 年的研究显示两者之间没有显著差别。

3)早期窝沟龋的封闭　临床及 X 线片尚未发现龋损之前,窝沟的深处可能已经有了早期龋的存在。如果封闭剂涂在这样的牙面上,窝沟深处的龋损将会发生什么变化呢?这是临床工作中医生非常关心的问题。Jensen 和 Handelman(1984)曾对表面看起来完整,但是牙𬌗面裂沟龋损已接近牙本质的患龋牙做窝沟封闭研究,结果发现酸蚀过程本身可使窝沟中的细菌减少 75%,封闭的第 2 周,细菌减少了 43%,2 年后牙本质龋的细菌总数减少 99.9%,并认为这是酸蚀将部分细菌杀死和封闭剂杜绝了细菌从口腔环境中获得营养供应的结果。另一个重要的因素是,在生存的总的细菌中,产酸菌少于 3%。据 Mertz-Fairhurst 等(1979,1986)的报道,窝沟封闭后龋损即可停止发展,而没有封闭的对照牙龋损平均加深了 640 μm。

从封闭后龋齿的临床外观看,变化也是非常显著的,X 线片研究表明龋病在封闭后即停止发展,在牙釉质龋与牙本质龋都观察到这样的变化。Going(1984)的研究证明,早期窝沟龋封闭 5 年后其中 81% 的龋损由龋活跃转变为静止,去除封闭剂后,发现其下方龋坏组织为硬而光滑的干燥牙本质,未封闭的龋坏组织则色泽变黄,质变软,龋坏扩大。Handelman(1977)的研究表明有龋窝沟与无龋窝沟的封闭剂保留率接近,窝沟封闭早期龋后可使龋损停止发展。1984 年美国国立牙科研究所的报道也指出窝沟封闭可用于阻止窝沟早期龋进展。Simenson(1987)证实封闭剂用于早期窝沟龋不会导致病变扩大,但是否可作为常规方法,仍应进一步累积研究资料。在大规模应用窝沟封闭时,要特别注意适应证的掌握,尤其是早期龋的情况下是否可以直接进行窝沟封闭尚需进一步的研究。

4)影响窝沟封闭普及的因素　窝沟封闭对减少窝沟龋病的发生是一种非常有效的方法。10 年的随访研究表明,接受窝沟封闭的磨牙仅有 21.7% 患龋病,而没有应用窝沟封闭的磨牙则有 68.3% 患龋病。与对照组相比,窝沟封闭使龋病发病率降低了 68%。

从封闭与充填所花费的时间看,封闭节省时间。统计结果表明平均封闭一颗牙的时间是6分29秒,一个汞合金充填的时间是13分51秒。10年中用于封闭、重新封闭及维护的累积时间是10分45秒,而汞合金修复,重新充填的时间是14分26秒。

另外,比较窝沟封闭与充填体的保存时间,研究表明窝沟封闭的保存时间与银汞合金充填体的寿命相似。

窝沟封闭是一种无痛、没有创伤的方法。在预防方面,窝沟封闭实际上将节约家长所花费的时间,同时对儿童来讲,随着他们长大,窝沟封闭节省他们学习和工作时间的优点也更为突出。

从费用方面看,在多数情况下,如果由牙科卫生士完成窝沟封闭,费用将较由口腔医生完成低。

尽管大量的临床研究报道窝沟封闭是成功的防龋方法。但是窝沟封闭仍然没有普及应用,其原因主要来自以下一些因素:①口腔医生的态度:担心患龋牙封闭后龋仍会发展,封闭剂脱落后牙更容易发生龋。②口腔医生缺乏兴趣。③对患者及家长开展窝沟封闭的口腔健康教育不够。

我国在20世纪80年代使用封闭剂较少,20世纪90年代以来口腔专业人员开展了较大规模的项目。但总的来说,覆盖面还小,需要深入研究,努力促进其使用和普及。

（三）预防性树脂充填

1977年Simonsen提出对小的窝沟龋和窝沟可疑龋进行预防性树脂充填术(preventive resin restoration,PRP),为窝沟龋的治疗提供了一种新的方法。预防性树脂充填方法仅去除窝沟处的病变牙釉质或牙本质,根据龋坏的大小,采用酸蚀技术和树脂材料充填龋洞并在牙面上涂一层封闭剂(图3-15),这是一种窝沟封闭与窝沟龋充填相结合的预防性措施。由于不采用传统的预防性扩展,只去除少量的龋坏组织后即用复合树脂或玻璃离子材料充填龋洞,而未患龋的窝沟使用封闭剂封闭保护,从而保留了更多的健康牙体组织,同时又阻止了早期龋的发展。

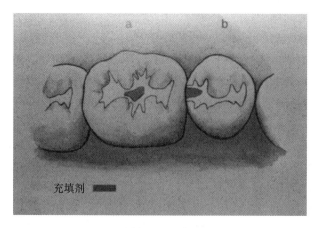

图 3-15　预防性树脂充填后颌面示意图

预防性树脂充填的优点是使用复合树脂或玻璃离子材料作为充填剂与牙釉质机械或理化性地结合,再与封闭剂化学性黏结,减小了漏隙产生的可能。

自从1978年开始采用预防性树脂充填技术以来,对该技术的保留率与龋发生率进行了长期的临床研究观察(表3-18)。结果表明预防性树脂充填与窝沟封闭的保留率相似,较单纯封闭的防龋效果更好。同时证明,预防性树脂充填是处理局限于窝沟的早期龋的一种临床技术。

表 3-18 预防性树脂充填保留率与龋发生率

封闭后的时间	保留率/(%)		完全脱落率/(%)	龋发生率/(%)
	完全保留	部分保留		
5 年	76	19	4	6
6 年	72	22	6	7
6.5 年	65	19	15	11

1.预防性树脂充填的适应证

（1）颌面窝沟和点隙有龋损能卡住探针。

（2）深的点隙窝沟有患龋倾向，可能发生龋坏。

（3）沟裂有早期龋迹象，牙釉质混浊或呈白垩色。

2.预防性树脂充填的分类　基于龋损范围、深度和使用的充填材料，可将预防性树脂充填分为三种类型。

1）类型 A　需用最小号圆钻去除脱矿牙釉质，用不含填料的封闭剂充填。

2）类型 B　用小号或中号圆钻去除龋坏组织，洞深基本在牙釉质内，通常用流动树脂材料充填。

3）类型 C　用中号或较大圆钻去除龋坏组织，洞深已达牙本质故需垫底，涂布牙本质或釉质黏结剂后用复合树脂材料充填。

3.操作步骤　预防性树脂充填除了去除少量龋坏组织和使用黏结剂外，其他操作步骤与窝沟封闭相同。

（1）用手机去除点隙窝沟龋坏组织，圆钻大小依龋坏范围而定，不做预防性扩展。

（2）清洁牙面，彻底冲洗干燥、隔湿。

（3）类型 C 酸蚀前将暴露的牙本质用氢氧化钙垫底。

（4）酸蚀𬌗面及窝洞。

（5）类型 C 在窝洞内涂布一层牙釉质黏结剂后用后牙复合树脂充填；类型 B 用流动树脂材料或加有填料的封闭剂充填，固化后在𬌗面上涂布一层封闭剂；类型 A 仅用封闭剂涂布𬌗面窝沟及窝洞。

（6）术后检查充填及固化情况，有无漏涂、咬合高点等。

操作中术者应该特别注意避免唾液污染酸蚀后的牙釉质和保持酸蚀面绝对干燥。

（四）非创伤性修复治疗

非创伤性修复治疗（atraumatic restorative treatment，ART）是指使用手用器械清除龋坏组织，然后用可黏结、耐压和耐磨性能较好的新型玻璃离子材料将龋洞充填的技术。1994 年 WHO 正式提倡 ART 技术，已先后在许多国家开始使用。

1.ART 的优点

1）符合现代预防观点　维护口腔健康最重要的是预防而不是充填治疗。ART 技术采用有黏结性的玻璃离子材料，只要求最少的洞形预备，减少牙体损伤以保存完好的牙体组织。

2）器械简单　采用手用器械，不需要电源，不需要昂贵的口腔设备，可以随身携带。操作者携带器械时能采用任何形式的交通工具，如骑自行车就可以到患者生活的环境中工作，如老年居民家中等。在交通不便的地方也能较方便地提供口腔治疗。

3）操作简单易学　由口腔医生和护士完成的治疗结果相似。

4）控制交叉感染方便　不需用高压消毒的手机，手用器械容易清洁和消毒。

5）患者容易接受　没有令人恐惧的牙科设备和操作，也没有牙钻或吸唾器的噪声，减少了患者的心理创伤。这种治疗尤其在儿童中容易得到普及。

6）材料防龋　玻璃离子中氟离子的释放能预防龋病,有利于牙体组织的健康。

2. ART 的适应证　恒牙和乳牙的中小龋洞,能允许最小的挖器进入;无牙髓暴露,无可疑牙髓炎。

3. ART 的基本材料和器械

1）材料　玻璃离子粉、液(图 3-16),牙本质处理剂。

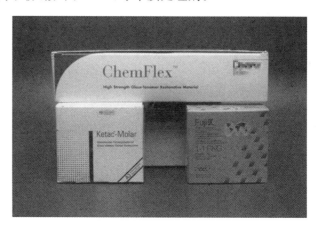

图 3-16　各种品牌的玻璃离子材料

2）器械　主要有口镜、镊子、探针、挖匙、牙用手斧(或称锄形器)、调拌刀、调拌纸、雕刻刀等(图 3-17)。

(1)挖匙:去除软龋,清洁窝洞。一般分三号,小号的直径 0.6 mm,中号的直径 1.5 mm,大号的直径 2.0 mm(图 3-18)。

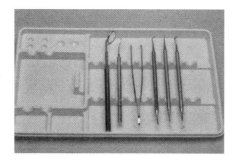

图 3-17　各类器械

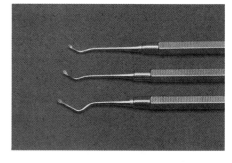

图 3-18　不同大小的挖匙

(2)牙用手斧(或称锄形器):扩展洞形,用于进一步扩大洞口使挖匙易于进入龋洞。

(3)调拌刀和调拌纸:用于混合玻璃离子材料。

(4)雕刻刀:有两种作用,扁平的一端用于将材料放入充填的洞,尖锐的一端用于去除多余的充填材料及修整牙的外形。

ART 方法治疗的成功有赖于操作者掌握不同的器械的作用和正确的使用方法,器械也必须保持一个良好的功能状态。

4. ART 的操作步骤

1）准备器械　准备以上必要的器械。

2）隔湿　隔湿失败会影响玻璃离子的黏结和凝固,所以隔湿是成功充填的重要因素。通常情况下使用棉卷隔湿(图 3-19),棉卷一旦被唾液污染应及时更换。

3）检查龋坏牙　用探针去除菌斑和软垢,然后用湿棉球清洁,再用干棉球擦干表面,确定

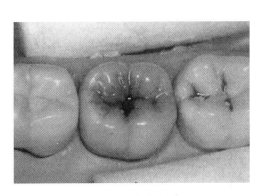

图 3-19 棉卷隔湿

龋坏的部位及大小。

4)入口制备 如果龋洞较小,用牙用手斧扩大开口(图 3-20)。将斧刃置于开口处,在稍加压的情况下旋转,使脆弱的脱矿牙釉质碎裂(图 3-21),用小的湿棉球去除破碎牙釉质,然后用干棉球擦干。这样可扩大洞口到 1 mm,使最小的挖匙能够进入。

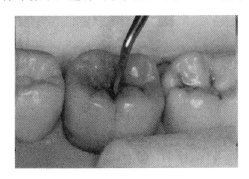

图 3-20 牙用手斧扩大开口

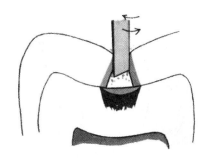

图 3-21 来回旋转去除薄弱牙釉质

5)去除软化的脱矿牙本质 根据龋洞大小选用不同型号挖匙去除软龋组织。特别注意使用挖匙通常应垂直围绕洞的边缘转动,首先去除釉牙本质交界处的软化牙本质(图 3-22)。这时,常导致更多无支持的悬空牙釉质出现,再用牙用手斧沿釉柱去除悬突(图 3-23),注意不需去除所有的悬突,只需去除薄弱或影响挖去软龋的牙釉质。接近牙髓腔的牙本质应尽量保留,处理深龋时要小心操作避免穿髓,尽量使用大号挖匙,不要用小号挖匙向洞底加压。用湿棉球擦洗后再用干棉球清洁龋洞。

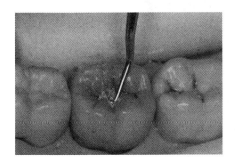

图 3-22 挖匙去软化牙本质

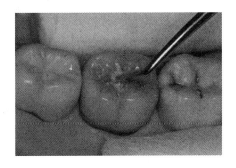

图 3-23 牙用手斧去除悬突

多面洞采用与单面洞同样的原则备洞。

6)洞及邻近沟裂的处理 为了提高牙与玻璃离子的黏结性,必须用处理剂去除牙本质玷污层。可使用专为此目的设计的牙本质处理剂或玻璃离子的液体成分(只有在玻璃离子材料的液体成分中含酸时才可作为处理剂,一般是 25%～40% 的聚丙烯酸、酒石酸),不能由树脂材料修复过程中使用的酸蚀剂代替。

用小棉球蘸处理剂涂在洞里和沟裂处,等待 10～15 s,或按厂商说明的操作时间等待,处理时间不够会影响黏结强度。接着用棉球蘸清水清洗至少两次,再用干棉球擦干,不能用空气压力吹干,因为这会使牙面过于干燥而降低玻璃离子与牙面的化学黏结强度。在此过程中隔湿很重要,如果处理后的窝洞被血液或唾液污染,会降低玻璃离子和牙面的化学黏结强度,所以一旦被污染,应该重新冲洗、清洁和处理。

7)玻璃离子的调拌 目前玻璃离子的产品有人工调拌和胶囊装的两种制剂,必须依照商家的说明进行。胶囊装的玻璃离子更容易使用,但价格较贵,而且需要其他附加设备如调拌机。新开发的后牙玻璃离子材料可以有更高的粉液比,调拌比其他玻璃离子更困难。玻璃离子的工作时间与温度有关,在寒冷的温度下,凝固较慢。

人工调拌的玻璃离子调拌的步骤如下:①估计充填和封闭所需的量,大的龋洞需两份粉和液。②根据厂家推荐的粉液比例,用厂家提供的量勺取粉,检查勺中的粉是否有任何一处未填满,以免过少。将粉先放在调拌纸或调拌盘中心的一侧,将粉瓶盖上,防止粉吸收水分。③小心地倾斜液体瓶使瓶口向下,避免气泡的形成。将第一滴液滴在调拌纸的一旁,因为这一滴液常含有气泡,可用作处理剂。然后在不加压的情况下,在调拌纸的中央滴出第二滴液,这滴液一般不含气泡,可用于调拌玻璃离子粉,然后盖好液体瓶盖。④将粉分为两等份,将液在调拌纸上均开,首先加入一半粉调拌,当粉被液完全浸透后,加入另一半粉,在允许的时间内调拌至彻底混合。

8)修复龋洞封闭沟裂 材料调拌好后立即放入要充填的洞内,任何延误都会影响材料与牙面的化学黏结。充填应在材料失去光泽之前进行,如果材料已经失去光泽变干,应重新调拌,不能使用已经变干的材料充填。注意工作环境保持干燥,用棉球擦干窝洞,用雕刻刀将材料压入洞内,最好沿洞的边缘先加入调拌好的玻璃离子(图 3-24),尤其在悬突下,这有助于避免气泡进入修复体。同时将多余的材料置于邻近的窝沟点隙处。

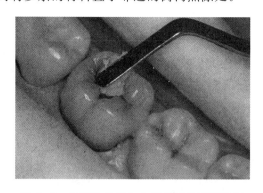

图 3-24 沿洞的边缘加入调拌好的玻璃离子

通常采用指压技术进行充填,即在戴手套的食指上涂少许凡士林将玻璃离子材料压入洞及沟裂处(图 3-25)。首先颊舌向用力,然后近远中向转动手指,当材料不再有黏性后(约 30 s)从一侧移去手指,以避免将材料带出窝洞。指压技术使过多的材料被挤到面以外,尽快用器械去除多余材料(图 3-26)。在玻璃离子材料半干状态下检查和调整咬合,嘱患者 1 h 内不要进食。

如一份材料不足,可先将第一份材料压入洞内。在保证隔湿的情况下,调拌下一份材料再充填洞及沟裂。注意在压入第一份材料时,不要用指压技术,避免凡士林成分阻止前、后两份材料的黏结。

5. ART 在复面洞修复中的应用 ART 可以减少害怕和紧张情绪的产生,不愿接受传统方法治疗的患儿可以用 ART 技术做复面洞充填,在阻止龋病发展的同时建立患儿对进一步

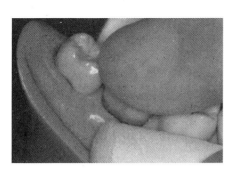

图 3-25 戴手套的手指将玻璃离子材料压入

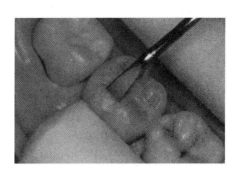

图 3-26 用器械去除多余材料

治疗的信心。由于玻璃离子强度不足,一般不用于恒牙复面洞充填。复面洞预备和充填和单面洞类似,但还需注意以下几点:①虽然乳牙不一定要求完全修复邻面外形,但邻面洞仍应使用树脂条及木楔保持外形进行充填;②操作时可根据龋洞大小及乳牙在口腔中继续维持时间决定充填外形,为了避免牙齿邻面嵌塞食物,乳牙列中较大的邻面龋损可恢复为一斜面,可选择 T 形成形片;③需要材料的多少在修复前应估计好,如果估计不足,先将材料放入洞的邻面,再一次调拌材料完成修复;④玻璃离子充填的部位应避免选择在边缘嵴有过大的咬合力的部位,这个部位应进行调磨使其与对颌牙无接触。

ART 是一种可阻止龋病进展、有较大预防作用和较小创伤的现代治疗方法。在社区口腔保健采用 ART 技术意义更大,可以纳入初级口腔卫生保健的服务范畴,是一种值得在边远和农村地区推广的充填技术。

本 章 小 结

龋病是在以细菌为主的多种因素作用下的,牙体硬组织发生慢性进行性破坏的一种细菌感染性疾病,是宿主、细菌、饮食、时间等因素相互作用的结果。采取多个指标综合预测可较好地预测龋病,综合控制龋病危险因素可防止早期龋。对早期龋的诊断,在重视临床检查标准的基础上,应尽量结合仪器作为辅助检查以减少遗漏。

龋病须采用综合防治措施。氟化物可有效预防龋病,适量的氟化物通过减少牙釉质脱矿和促进牙釉质再矿化以及对微生物产生作用而起到预防龋病的作用。氟化物预防龋病的方法众多并各自有其自身特点,总的来说可分为全身应用和局部应用两大类。窝沟封闭、预防性树脂充填和非创伤性修复治疗也是常用的临床口腔预防技术。

能 力 检 测

填空题

1.龋病的病因有_____、_____、_____和_____。

2.龋病的预防方法有_____、_____和_____。

3.氟化物防龋全身应用的方法包括_____、_____、_____和_____等。(举出四例即可)

4.氟化物防龋局部应用的方法包括使用_____、_____、_____和_____等。(举出四例即可)

5.窝沟封闭的操作步骤包括_____、_____、_____、_____、_____和_____六步。

名词解释

1.龋病活性

2.安全摄氟量

3.窝沟封闭

4.预防性树脂充填

5.非创伤性修复治疗

简答题

1.龋病的三级预防。

2.窝沟封闭的适应证。

3.预防性树脂充填的适应证。

4.预防性树脂充填的步骤。

5.非创伤性修复治疗的操作步骤。

（朱亚利　刘　翠）

参考答案

Note

第四章　牙周病预防与控制

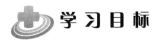

学习目标

1. 掌握：牙周病的三级预防，口腔的自我保健方法。
2. 熟悉：牙周病的致病因素以及预防方法。
3. 了解：牙周病与口臭的关系及如何防治口臭。

情境导入

　　患者，女，40岁，右下后牙咬合无力半年，牙龈反复肿胀。经检查发现 6⌐ 松动 I 度，有叩痛，牙龈充血肿胀，探诊出血，牙周袋探诊深度 5 mm，可探入根分叉，但不能穿通，有大量龈下牙石存在，患牙冷热诊反应与对照牙无明显差异，未见明显龋损和隐裂。X 线显示 6⌐ 根分叉区骨密度降低。请问：

　　1. 该患者的疾病诊断是什么？
　　2. 患牙的治疗方法有哪些？
　　3. 依据牙周病的预防分级，此病例为几级预防？

第一节　牙周病的致病因素

一、始动因素

　　牙周病是指由多种因素引起的感染性疾病，其中菌斑生物膜是最主要的致病因素，而细菌及其产物是公认的引发牙周病的始动因子。菌斑生物膜是不能被水冲走或洗漱掉的细菌斑块，由基质包裹，互相黏附或黏附于牙面、牙间隙或修复体表面的软而未矿化的细菌性群体，是口腔细菌生存、代谢和致病的基础。

　　根据菌斑生物膜所附着的位置，以龈缘为界，菌斑分为龈上菌斑和龈下菌斑。龈上菌斑主要附着在近牙龈 1/3 的牙冠处和牙的平滑面、点隙裂沟、邻面及龋洞表面，以革兰阳性球菌和丝状菌为主要菌群。龈下菌斑又分为附着性龈下菌斑和非附着性龈下菌斑两种，龈下菌斑与牙周组织破坏的关系最为密切。附着性龈下菌斑由龈上菌斑延伸入龈沟或者牙周袋内，菌斑的结构成分与龈上菌斑类似，以革兰阳性球菌、丝状菌为主，也有少数革兰阴性短杆菌。非附着性龈下菌斑位于附着性龈下菌斑表面或直接与龈沟上皮、袋内上皮接触，是结构较松散的细菌群，主要为革兰阴性厌氧菌、能动菌和螺旋体。龈下菌斑与牙槽骨的快速破坏有关，与根龋

Note

的发生和发展也关系密切。

菌斑可矿化形成牙石,牙石表面可吸附沉积更多菌斑,牙石的多孔结构也会吸附细菌毒素,这些附着的菌斑和毒素进一步加大对牙龈牙周组织的刺激,妨碍日常的口腔卫生清洁工作,对牙龈出血、牙槽骨吸收、牙周袋加深和牙周病的发展也是一个重要的刺激因素。

正常口腔菌群能维持口腔生态平衡、牙周组织健康,当正常菌群间失去制约、失调时,就会对牙周组织造成破坏,成为牙周病的始发因素。

二、局部促进因素

局部促进因素是指影响牙周健康的口腔和牙、殆等局部因素,如牙石、软垢、殆创伤、食物嵌塞、不良修复体、错殆畸形等,也是牙周病发生和发展的一定诱因。

牙石是指沉积在牙面或修复体上的已钙化或正在钙化的菌斑及沉积物,主要由唾液和龈沟液中的矿物盐逐渐沉积形成(图4-1)。牙石按照沉积部位,以龈缘为界,分为龈上牙石和龈下牙石。流行病学调查研究表明,牙石与牙周病的关系非常密切,但是动物实验证明,无菌的牙石本身不会引起牙龈的炎症,所以牙石对牙周病的刺激原因应该是继发的。牙石表面粗糙,为菌斑的附着提供了良好的部位,牙石的多孔结构也会吸附更多的细菌毒素,进一步增加对牙龈和牙周的刺激作用。牙石本身的存在,对口腔清洁有一定的阻碍作用,还使得菌斑和组织表面更紧密地接触,加大对组织的刺激作用。

知识链接 4-1

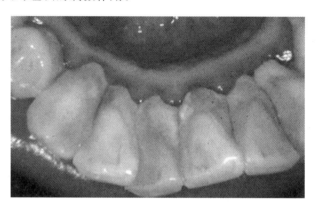

图 4-1　牙石

三、全身危险因素

大量研究揭示了全身因素在牙周病的发生、发展过程中起着十分重要的作用。如吸烟、内分泌因素、糖尿病、遗传因素及宿主的免疫炎症反应等。

第二节　牙周病的预防措施和方法

牙周病的预防极其重要,其主要目的是消除致病的始动因素和促进疾病发展的危险因素。这也是预防牙周病流行的最有效的方法,应从以下几方面着手。

(1)以健康教育为基础,增强人们对牙周病预防的意识,提高自我口腔保健能力,并能主动维护牙周健康。

(2)养成良好的口腔卫生行为习惯,去除致病微生物,使牙周支持组织免遭破坏。

(3)提高宿主的防御能力,保持健康的生理和心理状态。

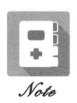

(4)维持牙周治疗的效果。

实践表明,在定期的专业口腔医疗保健基础上,加强日常自我菌斑控制是预防牙周病发生和控制其发展的最有效方法。

一、牙周病的三级预防

1965 年 Leavell 和 Clark 根据疾病的自然史,即病理形成前期(prepathogenesis period)和病理形成期(period of pathogenesis)两个阶段,把预防分为三个级别和五个阶段。

(一)一级预防

一级预防(primary prevention)又称病因预防,是指疾病处于病理形成前期过程,针对致病因素采取预防措施。如对群体进行口腔健康教育和指导,帮助人们建立良好的口腔卫生习惯,掌握正确的刷牙方法,同时提高宿主的抗病能力,防止牙龈炎和牙周炎的发生。

(二)二级预防

二级预防(secondary prevention)也称"三早预防",指在牙周组织发生损害的初期阶段,早发现、早诊断、早治疗,减轻已发生的牙周病的严重程度,控制其继续发展。主要采用以下方法。

(1)对局限于牙龈的炎症,及时采取专业性洁治,去除菌斑和牙石,控制其进一步发展,使牙周组织恢复健康。

(2)对已发生牙周炎的患者,采用 X 线检查法定期追踪观察牙槽骨情况,根据具体情况采取适当的治疗措施,如洁治、治疗牙周脓肿、袋内刮治、根面平整、牙周手术、拔除不能保留的患牙等,使牙周组织的健康状况得到显著改善,并防止继发病的发生。

(三)三级预防

三级预防(tertiary prevention)是指在牙周组织病变已发展到较严重的程度,以义齿修复失牙,重建功能;并通过随访、精神疗法和口腔健康的维护,维持其疗效。预防复发;同时,还应治疗相关的全身疾病如糖尿病,增强牙周组织的抵抗力。

二、牙周病的预防方法

(1)关键是控制和消除菌斑,目前最有效的方法是每天坚持正确刷牙,按摩牙龈,促进牙龈血液循环,增强牙龈组织的抗病能力。注意锻炼身体,增强机体免疫力。

(2)去除局部刺激因素,清洁牙齿和刮除牙周的牙石、牙垢,矫正不良修复体及矫治食物嵌塞,基本可治愈。

(3)补充含有丰富维生素 C 的食品,可调节牙周组织的营养,有利于牙周炎的康复。

(4)牙周病发病后应积极治疗,初期疗效尚好,晚期疗效较差,可丧失牙齿。

三、自我口腔保健

(一)漱口

漱口是最常用和最简便的口腔清洁方法,一般用清洁水或淡盐水含漱。饭后漱口可去除口腔内的食物残渣,保持口腔清洁。为了辅助预防和控制口腔疾病,常用加入了某些药物的溶液作为漱口水。应注意,漱口不能代替刷牙,使用含某些药物的漱口水虽然能抑制菌斑的生长,但不能代替刷牙对口腔菌斑的机械性清除作用,只能作为刷牙之外的日常口腔护理的辅助性手段。

1. 漱口方法 漱口时将少量漱口水含入口内,紧闭嘴唇,上下牙稍微张开,使液体通过牙

Note

间隙区,轻轻加压,然后鼓动两颊及唇部,使溶液能在口腔内充分地接触牙面、牙龈及黏膜表面,同时运动舌,使漱口水能自由地接触牙面与牙间隙区。利用水力前后左右,反复几次冲洗滞留在口腔各处的碎屑和食物残渣,然后将漱口水吐出。若戴有活动义齿,应先取下义齿再含漱。

2. 漱口水的种类和作用

1)含氟漱口水　大多数含氟漱口水含有0.05％氟化钠(NaF),能为有需要的人士提供额外的氟化物。每天使用一次能为牙齿提供额外的保护,有效防止蛀牙。

2)防牙菌膜漱口水　这种漱口水有助于防止牙菌膜积聚,从而减少牙龈发炎的机会。其主要成分包括三氯生(triclosan)、麝香草酚(thymol)、十六烷基氯(CPC)等。但是,它们对预防牙周病的功效还未得到证实。

3)抑制牙菌膜漱口水　葡萄糖酸氯己定(chlorhexidine gluconate)被证实能有效抑制牙菌膜滋长,防止牙周病。但如果长期使用,会令牙渍容易沉积于牙齿表面,影响味觉及会引发复发性口疮。

4)防敏感漱口水　这种漱口水的主要化学成分如硝酸钾(potassium nitrate),能封闭牙本质的微细管道,令牙齿敏感度减低。但是,防敏感漱口水是不应长期使用的。

5)草本漱口水　草本漱口水主要是从茶叶提取出来的,含丰富维生素,可杀菌、抗龋、抗氧力强,儿茶素可渗入牙缝,可以有效抑制细菌,保护口腔洁净健康。

6)传统中草药类漱口水　此类漱口水是由药食两用类纯中草药精制而成,主要成分为藿香、香薷、丁香等,不含乙醇、抗生素等广谱消毒杀菌类化学成分。

3. 应用漱口水的注意事项

(1)对一般人而言,如果每天起床及睡前用含氟牙膏彻底清洁牙齿,就无须使用含氟化物或防牙菌膜漱口水。

(2)有特殊需要的人士,如容易患龋坏或患有严重龋坏者、戴矫治器或接受过放射治疗的患者,需要在口腔医生指导下使用含氟漱口水,以加强对牙齿的保护,防止龋坏。

(3)使用具有抑制牙菌膜功效的漱口水可以代替刷牙,但必须在口腔医生指导下使用。这类漱口水只在一些特别情况下才需要使用,如刚接受口腔手术后不能刷牙时。防敏感漱口水只适合牙齿敏感者使用。

(4)治疗性漱口水不宜像牙膏一样每天使用,以免引起口腔菌群失调或其他副作用。

(5)儿童慎用,特别是尚不能控制吞咽动作的幼儿,以免误吞。漱口水的作用视其所含成分而定,包括预防龋坏、牙周病或牙齿敏感等。

(6)漱口水不能代替刷牙。有些人为了节省时间,干脆放弃刷牙,只用漱口水漱口,这种做法是不正确的。漱口固然能除去口腔内的食物残渣和部分软垢,但远没有刷牙彻底。刷牙的一个主要目的是除去附在牙齿表面的菌斑。在这个过程中,起最重要作用的是牙刷的物理摩擦,漱口水无法进行这种摩擦,因此无法除去菌斑。

(二)刷牙

刷牙是指使用牙刷去除菌斑、软垢和食物残渣,保持口腔清洁的重要自我口腔保健方法;也是人们自我清除菌斑,预防牙周病发生、发展和复发的最主要手段。

选择合适的牙刷、牙膏、刷牙方法可以最大限度地帮助控制菌斑,维护口腔健康或延长修复体的使用寿命。如果刷牙方法不适当,不但达不到刷牙的目的,反而会引起各种不良后果,最常见的是牙龈萎缩和牙齿颈部的楔状缺损。

1. 牙刷　牙刷是刷牙必不可少的工具,是一种清洁用品,为手柄式刷子,用之前在其上添加牙膏,然后反复刷洗牙齿各个部位,并对牙龈进行生理按摩。由于刷牙者的年龄和口腔卫生状况不同,牙刷的设计也不一样。最早的牙刷来源于中国。

牙刷的设计可以分为普通型与特异型两大类。普通型牙刷以直柄为宜,刷毛软硬适度,排列平整,毛束排数不宜过多,一般为 10～12 束长,3～4 束宽,各束之间要有一定的间距。特异型牙刷是为了适应口腔的特殊情况和特殊目的而设计的,刷毛的排列形式各有不同,包括平板形、波浪形、半球形、中凹形等,刷柄设计可有一定的曲度,且弯曲的形式和方向也有差异。

1)牙刷的设计

刷毛:牙刷刷毛的材料有天然猪鬃和尼龙丝两种。天然猪鬃的清洁效果和吸附牙膏的能力都比尼龙丝的要好,但比较吸水,干得很慢,因而相对容易滋生细菌。尼龙丝纤细柔软,能清洁牙齿的间隙,且弹力比较好,有较好的按摩作用,加上其耐磨、不吸水的特性,所以成了刷毛的首选材料。

刷头的大小:根据美国牙科协会的规定,牙刷头的长度应为 2.5～3 cm,宽度为 0.8～1 cm,有 2～4 排刷毛,每排 5～12 束刷毛,牙刷头前端应为圆钝形。

刷毛的硬度:一般可分为软性、中性、硬性三种,平时使用中性硬度的牙刷比较适合。买牙刷时,可用手指压一下刷毛,如手指有刺痛感则表示太硬,不宜选用。市售牙刷的刷毛多为尼龙丝刷毛。尼龙丝刷毛的弹性、均匀性及硬度都优于猪鬃刷毛,更有利于口腔保健。

刷头与刷柄的角度:市售牙刷有直线型和角度型两种。直线型牙刷使用时比较有力,角度型牙刷对后牙清洁效果较好,此角度以 17°～20°为宜。

刷毛的顶端:每根刷毛的顶部应该是圆钝的,不能有锐角,购买时可用手来触摸判断。

2)牙刷的种类

(1)普通牙刷:刷头的形状一般为方形和钻石形。方形刷头能有效清洁牙齿的每一个表面。钻石形刷头的末端较方形设计为尖,较容易深入口腔内清洁。刷头大小的选择需要综合考虑口腔大小、张口程度及个人习惯等因素。尽量使用小巧的刷头,以便能深入口腔深处,保证灵活转动,清洁后部牙齿。儿童口腔小,应选择符合其年龄的儿童牙刷。

(2)电动牙刷:刷头左右前后摆动,每束独立刷毛自动旋转。有特殊需要的人士,如手部活动有困难或残障人士,可选择使用电动牙刷。由于电动牙刷转速快,如使用不当,容易损害牙齿。使用电动牙刷的技巧有别于普通牙刷。电动牙刷通过快速旋转,使刷头产生高频振动,瞬间将牙膏分解成细微泡沫,深入清洁牙缝;与此同时,刷毛的颤动能促进口腔的血液循环,对牙龈组织有意想不到的按摩效果。调查显示,电动牙刷与普通牙刷相比,更为科学有效,可以更彻底地清除菌斑、减少牙龈炎和牙龈出血,是目前欧美许多国家普遍流行的日用品(图 4-2)。

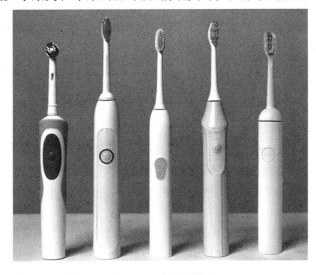

图 4-2 电动牙刷

（3）屋型牙刷:同时清洁牙齿的外侧面、内侧面和咀嚼面,三个刷头合而为一。把刷头放在咀嚼面上便能同时刷到牙齿的内侧面和外侧面,使刷牙所需时间缩短,使用者的牙齿必须排列整齐。这类牙刷比较适合家长或护理人员在帮助幼儿、智力障碍人士或手部活动不灵活者清洁牙齿时使用。

（4）单头牙刷:刷头细小的牙刷,能有效清洁智齿和排列不整齐的牙齿,有多种刷头形状以供选择,不同形状的刷头,其清洁功效都一样。其能清洁普通牙刷难刷到的地方,例如智齿的清洁,可把刷头尽量放入整排牙齿的最后面,紧贴牙齿的牙龈边缘,轻轻地移动,清洁每个牙面。

（5）牙缝刷:主要是清洁较宽牙缝的牙齿邻面。使用牙缝刷时,只需把它置入牙缝中,前后移动,清洁牙齿邻面。戴上固定矫治器后,牙齿会较难清洁。清洁方法的建议:首先,要用牙刷清洁矫治器与牙龈之间的地方,再刷矫治器与牙冠边缘的地方,然后用牙缝刷把刷头部分置于牙齿与矫治器之间的间隙进行清洁。若牙缝较小就不宜使用,硬塞进去会损伤牙龈,此时就需要使用牙线。矫治器在口腔内会令牙线的使用变得较为困难,因此可使用特效牙线清除牙齿邻面的牙菌膜。

（6）纳米牙刷:运用纳米技术制作而成的具有特别功能的高技术含量牙刷。独特刷头设计,突破传统尼龙丝刷毛设计,依据橡皮擦原理,依靠纳米技术支持,清洁、杀菌、护齿效果更好。

（7）超细毛软毛牙刷:针对不同年龄人群,刷柄轻巧,方便指端操控,舒适美观,防滑效果好,可有效防止刷牙时过大的压力损伤牙根。刷头能深入口腔内部难刷部位,帮助清洁牙齿。软胶手柄根据人体学设计,握感极佳,确保使用者在变换握持方式和旋转牙刷时感觉舒适自如。

（8）喷雾牙刷:喷雾牙刷是雾化液体牙膏的工具。用喷雾牙刷刷牙时,它能把液体牙膏喷到牙齿上,喷雾牙刷分为手动喷雾牙刷与电动喷雾牙刷。手动喷雾牙刷就是在压缩瓶上加装了一只牙刷头,瓶体作为牙刷柄使用,压缩瓶的原理与我们常用的啫喱水瓶相似。手动喷雾牙刷的技术特征:在牙刷柄的压缩瓶内装有液体牙膏,在牙刷头上设有牙膏通道与喷口,喷口隐藏于牙刷毛丛中,液体牙膏从喷口喷出。电动喷雾牙刷就是在其牙刷柄内装了一罐气雾剂牙膏,在牙刷头上设有牙膏通道与喷口,喷口隐藏于牙刷毛丛中,在喷口处也设有一个软胶单向阀堵住喷口,气雾剂牙膏在气压的作用下顶动软胶单向阀从喷口喷出。打开电动喷雾牙刷后气雾剂牙膏会定时定量地喷到牙齿上,不管电动喷雾牙刷的刷毛如何抖动,气雾剂牙膏都能完全与牙齿相接触并全面发挥功效。

（9）超声波牙刷:超声波牙刷是继普通牙刷、电动牙刷之后的新型牙刷。普通牙刷和电动牙刷是通过刷毛触及牙面与牙面摩擦去除牙面上的不洁物及病菌的,而对于刷毛无法触及的地方（如龈袋内部、牙缝等）的病菌及不洁物,则无能为力,这些部位就形成了刷牙的盲区。超声波牙刷是利用超声波能量在牙周的空化效应以达到清除牙周的病菌和不洁物的目的,其清洁范围能覆盖牙周各个部位。双频超声波牙刷是在刷头内藏一个超声波压电换能器,由安装在中空的刷柄内的驱动电路激励产生振动,发射超声波能量。超声波能量通过刷头的刷毛传递到牙齿和牙龈表面,一方面松动菌斑、牙垢和细小的牙石和牙齿的黏合,破坏细菌在龈袋及牙面各隐藏处的寄生繁殖;另一方面通过触及牙龈的刷毛传递到牙龈表面的超声波能量进一步渗透到牙龈内部,作用于细胞膜后,加速血液循环,促进新陈代谢,可抑制炎症和牙龈出血,防止牙龈萎缩。

（10）竹制牙刷:竹制牙刷的刷头和刷柄都是由竹子做成的,刷毛采用的是竹纤维混合物,刷柄采用天然毛竹。竹子这种特殊材质,可清除口腔异味,抑制细菌滋长。

（11）环保牙刷:用纯天然的材料制成的,比如竹子、聚乳酸（玉米塑料）。聚乳酸（PLA）牙刷的牙刷柄由聚乳酸制成,刷毛含钻石级竹炭 C 活性离子,以这些材料制作的牙刷是全生物降解的,符合当前对环保低碳的要求,是替代传统塑料牙刷的最佳选择。

(12)防静电牙刷:采用塑胶制成刷柄,防静电塑胶丝或动物毛制成刷毛,具有防静电性能稳定、使用方便等特点。刷毛高度、软硬度均可定制。

(13)特殊牙刷:牙周病患者牙龈萎缩,牙间隙增加,除可用一般的牙刷外,更应使用牙缝刷,这种牙刷的刷毛有锥形、长条形等,可选择使用。还有一种只有两排刷毛的牙刷,这是用来按摩牙龈的。外侧两排刷毛比中间两排刷毛长的凹字形牙刷,可用于正在进行牙列矫正者,这种牙刷不仅可刷清牙面,而且还可清洁矫治器上的食物残渣等。

3)牙刷选择的注意事项　建议每 3 个月更换一次牙刷,使得口腔清洁、磨损小。使用了一段时间以后的牙刷,刷毛会卷曲、破损,这样的旧牙刷的清洁能力就变差了,不能很好地保障牙齿的健康和卫生。而 3 个月的时间期限,则是依据大多数人的牙刷损毁情况得出的。

2. 牙膏　牙膏是日常生活中常用的清洁用品,有着很悠久的历史。随着科学技术的不断发展,工艺装备的不断改进和完善,各种类型的牙膏相继问世,产品的质量和档次不断提高,现在牙膏品种已由单一的清洁型牙膏,发展成为品种齐全、品牌多样的多功能型牙膏,满足了不同层次消费水平人员的需要。

1)牙膏的组成成分　主要包括摩擦剂、洁净剂、润湿剂、胶黏剂、芳香剂、防腐剂和水。

(1)摩擦剂:摩擦剂是牙膏的主体原料。一般占配方的 50%(以重量计,下同)。摩擦剂的选择取决于其固有的摩擦力、膏体的稳定性和对稠度的影响,如药物牙膏,更应注意与活性物的配伍性。常用的摩擦剂有碳酸钙、二水合磷酸氢钙、无水磷酸氢钙、水不溶性偏磷酸钠等。

(2)洁净剂:又称发泡剂或表面活性剂。具有降低表面张力的作用,能穿透并松解牙面沉积物,软化牙垢,有利于加强刷牙的机械去污力。此外,洁净剂也有发泡的作用,可在刷牙时产生泡沫。常用的洁净剂有十二醇硫酸钠、脂肪硫酸钠等。

(3)润湿剂:又称赋形剂。在配方中起到防止膏体中水分遗失,并能从空气中吸收水分的作用。在普通牙膏中用量为 20%～30%,在透明牙膏中高达 75%。最常用的是甘油、山梨糖醇、丙二醇、聚乙二醇。山梨糖醇赋予牙膏凉爽感和适度甜味,与甘油结合使用,效果很好。丙二醇吸湿性很大,略带苦味,在美国主要用作牙膏防腐剂。木糖醇,即戊糖醇,既有蔗糖甜味,又具保湿性,还有防龋效应。

(4)胶黏剂:用于防止膏体在储存期间固体与液体成分分离,保持均质性。常用有机亲水胶体,如羧甲基纤维素钠等。

(5)芳香剂:牙膏用香料主要是薄荷,它是赋予牙膏凉爽感的一种不可缺少的成分。薄荷类又分为薄荷醇(薄荷脑)、薄荷油等多种物质,以及由其派生出来的香料。此外,还可使用水果类香精,如柑橘类香料等,但牙膏用香料是有严格限制的。

(6)防腐剂:用于防止细菌生长导致膏体变质。常用的有乙醇、苯甲酸盐、二氯酚等。

2)牙膏的作用

(1)增加刷牙的去污作用:由于牙膏中含有摩擦剂和洁净剂,刷牙时牙面的污物更容易被洗刷掉。

(2)帮助消除口臭:牙膏既有助于去污,又含有芳香剂,可以帮助消除部分口臭,使之爽口舒适。

(3)提高刷牙兴趣:牙膏中加入芳香物质和甘甜物质,有助于提高人群特别是儿童对刷牙的兴趣。

(4)有抑菌灭菌能力:牙膏中加入某些药物,如氯己定、氟化钠、氯化锶等,有抑菌、灭菌、消除菌斑、防止龋坏、预防口腔疾病的作用。

(5)美观作用:通过牙膏的清洁、抛光作用,可以保持牙面清洁、美观。

3)功能牙膏　该类牙膏除了具有普通牙膏清洁口腔的功能,还具有预防或治疗某些口腔疾病的作用,包括防龋、防牙龈炎、消炎抗菌、止血、抗过敏、美白等。功能牙膏必须具备下列要求:①具有抗菌和增强牙釉质抗酸力的作用。②使用安全有效,无毒、无副作用。③与膏体成分有良好的相容性。目前功能牙膏已在全世界广泛应用,在欧美国家功能牙膏的产量占牙膏生产总量的90%,我国市场上功能牙膏的销售量也占牙膏总销售量的80%以上。常见的功能牙膏的种类如下。

(1)含氟牙膏:20世纪50年代最早出现氟化亚锡牙膏,但由于稳定性差,80年代开始被单氟磷酸钠和氟化钠取代。近5~10年,由于龈炎的患病率增加,而氟化亚锡既能防龋又能抗微生物、控制龈炎,比香精油与三氯羟苯醚抗微生物作用强,对根面反应明显,可减少牙本质过敏,所以又把重点转向氟化亚锡牙膏。经过配方改进的氟化亚锡牙膏性能稳定,它的功效达到了防龋和控制龈炎的要求。适量的氟可使牙质光滑坚硬、耐酸耐磨,从而有效防治龋齿。但3岁以下的儿童不宜使用含氟牙膏,因为儿童在刷牙过程中容易吞咽牙膏,含氟牙膏摄入后对身体有一定的危害。4~6岁的儿童应在家长指导下使用,每次用量一般为黄豆粒大小。另外,高氟地区的人们不宜使用含氟牙膏,以免引起氟中毒。

(2)脱敏牙膏:市场上广泛使用的脱敏牙膏含氯化锶和硝酸钾,对降低牙本质过敏有作用。氯化锶主要通过阻塞牙本质小管缓解疼痛。而硝酸钾则通过直接作用于感觉神经细胞,缓解疼痛。当疼痛加重时,用硝酸钾牙膏刷牙,加入的钾作用于神经细胞外部,抑制神经传送疼痛信号。

(3)增白牙膏:大多数增白牙膏中含有不同的氧化剂,氧化剂作为其主要活性成分,可以有效地减少因吸烟、喝咖啡和有色饮料等引起的外源性牙色斑,使牙洁白,而对四环素牙、氟牙症等深层着色者基本没有效果。而且牙膏颗粒摩擦会破坏表面的牙釉质,使牙齿表面变得粗糙,牙渍更容易沉积在牙齿表面,因此,在不清楚什么原因引起牙齿变色之前,不要盲目相信美白牙膏的神奇功效。

(4)药物牙膏:

①化学类药物牙膏:在普通牙膏中添加了一些如三氯生、西吡氯铵、氯己定等抗菌化学药物或生物制剂,具有抑制菌斑与减轻牙龈红肿、减少出血等功效。

②中药牙膏:中药牙膏的品种较多,如两面针、田七、芳草牙膏等,经实验室抑菌试验,证实有一定的抑菌作用,但是缺乏临床试验的直接证据来进一步证实其功效,作用机制也不够明确,有待进一步研究。

功能牙膏可减少牙石、菌斑形成,预防龈炎,增进牙周健康,目前已在全世界范围内广泛使用,几乎完全取代了普通牙膏。但口腔内寄生的大量微生物维持着口腔生态系统的稳定,如果盲目长期滥用功能牙膏,可以干扰口腔生态平衡,导致菌群失调或产生耐药性,甚至导致疾病。因此,除氟化物牙膏外,功能牙膏不宜长期使用。消费者在选择牙膏时应重点考虑其功效与安全性,专业人员与机构的认可度;其次是香型可接受程度,价格的可承担程度等。

3.刷牙方法　刷牙的方法十分重要,如果刷牙方法不正确,不但达不到刷牙的目的,反而会引起各种不良的后果。不正确的方法也容易引起软组织损伤,最常见的是牙龈组织的退缩,并由此而引起牙颈部感觉过敏症状。在牙齿硬组织方面发生的损伤主要是发生磨损及牙颈部楔状缺损。因此,掌握基本的、正确的刷牙方法是有效去除菌斑,维护口腔健康及牙周组织健康、卫生的一项重要举措。

目前提倡的刷牙方法为旋转式刷牙法、巴氏刷牙法等。

1)旋转式刷牙法　又称罗氏刷牙方法,是指牙刷平行于牙列放置,从牙龈往牙冠方向旋转刷的刷牙方法。该方法使用最多,且易学会。

第一步,刷前牙唇面、后牙颊面和后牙舌腭面时,牙刷毛束的尖端朝向牙龈,即上牙朝上,下牙朝下,牙刷毛与牙面成45°角。

第二步,将牙刷朝冠向做小环形旋转运动。

第三步,顺牙缝刷洗,即可将各个牙面刷干净。刷前牙舌腭面时,牙刷毛束尖直接放在牙齿的舌腭面,上牙向下拉,下牙向上提,刷后牙咬合面时将牙刷毛放在咬面上,前后来回刷。

第四步,按区段刷牙,把内侧、外侧牙都刷干净。

2)巴氏刷牙法 又称龈沟清扫法或水平颤动法。这是美国牙科协会推荐的一种有效去除龈缘附近及龈沟内菌斑的方法。选择软毛牙刷,将牙刷指向根尖方向(上颌牙向上,下颌牙向下)。使刷毛一部分进入龈沟,一部分铺于龈缘上,并尽可能伸入牙间隙内,用轻柔的压力,使刷毛在原位做前后方向短距离的水平颤动10次。颤动时牙刷移动仅约1 mm,每次刷2～3颗牙。再将牙刷移到下一组牙,注意重叠放置(图4-3)。

第一步,正确握牙刷,拇指前伸比"赞"的手势。

第二步,将牙刷对准牙齿与牙龈交界的地方,刷上腭牙齿时刷毛朝上,覆盖一点牙龈,牙刷做水平短距离的运动。刷下排牙齿时刷毛朝下,按同样的要领刷。

第三步,刷毛与牙齿成45°～60°角,同时将刷毛向牙齿轻压,使刷毛略呈圆弧,刷毛的侧边也与牙齿有相当大的接触,但刷毛不可被牙齿分岔。

第四步,牙刷定位后,开始做短距离的水平运动,两颗、三颗牙前后来回约刷十次。

第五步,刷牙时张大嘴,看到上排右边最后一颗牙。然后由右后方颊侧开始,刷到左边;然后左边咬合面、左边舌侧再回到右边舌侧,然后右边咬合面。如此循序地刷便不会有遗漏。右边开始,右边结束。

第六步,刷咬合面时,也是两颗、三颗牙,来回地刷。

第七步,上腭后牙的舌侧是较不易刷的地方,刷毛仍对准牙齿与牙龈的交界处,刷柄要贴近上前牙。刷右边舌侧时刷柄自然会朝向左边,此时可用左手刷右边的后牙舌侧。

第八步,刷后牙的颊侧用同侧手,即刷右边颊侧用右手,左边颊侧用左手。同时刷柄可将脸颊撑开,以利于观察。

第九步,刷完上面的牙齿,再用同样的原则与方法,刷下面的牙齿。

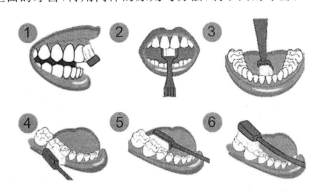

图4-3 巴氏刷牙法

4.刷牙注意事项

(1)大多数人往往用冷水刷牙,冷水刷牙会使牙齿变得敏感,牙龈易出血,也不利于牙膏中的有效物质发挥作用。

(2)每个人牙齿大小都是不一样的,一个适合自己的牙刷的牙刷头的长度应该是自己的2.5～3颗牙齿的宽度。

(3)早上起床后刷牙进餐,牙膏中的有效护龈成分就会被食物破坏得所剩无几。建议可以早上起床先用清水漱口,用完早餐之后再刷牙。

Note

(4)刷牙时间应该要 2~3 min,每一颗牙齿都要来回地刷上至少十遍。

(5)把漱口水含在嘴里 20~30 s,让牙膏被水稀释,使口腔里的每一个角落都清洗干净。

(6)吃完水果后刷牙。一般对人们刷牙的要求是早晚各一次,但如果吃了水果那就另当别论了。水果中的糖分含量很高,如果不刷牙,则会很容易形成龋齿。正确的做法是,吃完水果后半小时左右要刷牙。

(三)牙间隙清洁

牙与牙之间的间隙称为邻间隙或牙间隙,牙间隙最易滞留菌斑和软垢。刷牙时刷毛难以进入牙间隙或不能完全伸入牙间隙,如果在每天刷牙的同时,能够配合使用牙线或牙缝刷等帮助清洁牙间隙,可更有效地清除菌斑。

1.牙线　牙线是用尼龙线、丝线或涤纶线来清洁牙的邻面菌斑,是用来清洁牙齿邻面最有效的洁牙工具,可去除 80% 的邻面菌斑,特别是对平的或凸的牙面最好。

1)牙线的种类

(1)以涂上的物质区分:①涂上蜡的牙线比较顺滑,易于滑进牙缝;②含薄荷味牙线让使用者感觉清新;③含氟化物牙线的作用是预防牙齿邻面龋坏。

(2)以线身形状区别:①扁平牙线的作用是增加牙线与牙齿的接触面。②弹性牙线质地像海绵,比较柔软。③圆形牙线耐磨性及吸湿性较好,但不易进入深层。④特效牙线分为较硬部分、纤维部分和普通牙线部分。较硬部分可让特效牙线易于穿入牙齿与固定矫治器之间的位置或穿入底部。纤维部分用于清洁戴上矫治器的牙齿、牙缝较宽的地方或底部。普通牙线部分则用以清除牙齿邻面。

2)牙线棒　牙线棒是一种辅助使用牙线的工具,适合家长或护理者帮孩子或有特殊照顾需要人士清洁牙齿邻面时使用。市面上售卖的牙线棒各有不同,宜根据其耐用性、形状和手柄的长短,购买合适的使用。

牙线棒的形状有刀形及 Y 形(图 4-4、图 4-5),两者在清洁牙齿的效能上并无分别。牙线棒使用方面,耐用型牙线棒在每次使用后须重新套上牙线;刀形牙线棒在清洁后排牙齿时,须把线角向后牵扯以便于清洁。牙线棒的手柄长短不一,但短手柄在使用时比较困难,故家长或护理者宜选择手柄较长的牙线棒使用。

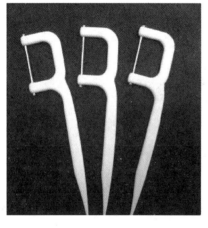

图 4-4　刀形牙线棒

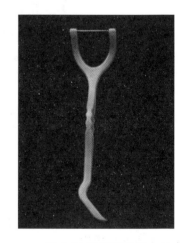

图 4-5　Y 形牙线棒

牙线棒上的牙线要拉得紧才能有效地清洁牙齿邻面,因此,若购买即弃型牙线棒,必须注意牙线的松紧。

3)牙线的使用方法(图 4-6)

(1)截取约 45 cm 长的牙线(约与手臂同长)。

Note

（2）牙线的一端缠绕在一手的中指第二指节，2～3圈，固定牙线即可。然后在距离约25 cm的地方，再将牙线缠绕在另一手的中指第二指节上，同样缠绕2～3圈。如此一边松一圈，一边再绕一圈，便可轮流使用干净的区段。

（3）双手的中指、无名指与小指握紧拳心，拇指与食指打直。

（4）把手掌翻转使掌心向外，二拇指向内并互相接触，使二拇指与二食指成直角，看看可否把牙线绷紧。如果可以，牙线在中指间的长度就对了。如果不能，可再调整。

（5）拇指比"赞"的手势，食指朝上，一手的拇指与另一手的食指一起绷紧牙线，且通过手指多肉的地方，使牙线在二手指头间约1 cm，同时此二手指竖直，指甲对指甲。

（6）把牙线带进牙缝，并沿牙齿滑进牙齿与牙龈交界的缝内，遇到自然的阻力为止。然后将牙线在牙齿的面上绷紧，并做上下运动刮牙齿的面，直到听见"嘎吱"声为止。

（7）刮一边的牙面后，再刮同一牙缝的另一边牙面。

（8）牙线刮牙面时，要绷紧牙齿的面，且略成C形，使牙线的接触面积能涵盖整个邻接面。

（9）当开始使用牙线时，由中切牙开始，然后循序向后牙移动，直到最后一颗牙的最后一面为止。即由最容易操作的前牙慢慢地往后牙移动。

（10）操作右边前牙区下前牙，仍用一拇指与一食指搭配操作的方法，此时食指调整为朝向下，要领为该食指的手臂须抬高。下颌后牙区牙线的使用方法，与上颌一样，用两根食指搭配操作的方法。

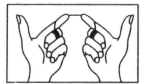 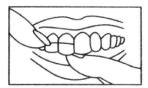 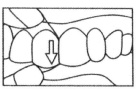

(a)拉出约45 cm长的牙线，环绕两手中指　　(b)用拇指承托牙线，将中段牙线置于牙缝并深入至牙龈内　　(c)轻力滑动牙线以清理食物残渣及牙垢

图4-6　牙线的使用

4）牙线的应用

（1）时间：使用牙线最好是每日一次，特别是晚饭后。

（2）适用人群：有条件的情况下（尤其是无较大的牙间隙的中、青年人），应尽量使用牙线，这有利于口腔健康的长期维持。

（3）牙线的选择：选择牙线属个人喜好，其实只要得法，任何种类的牙线都能有效清除菌斑、牙垢。

（4）使用牙线时切勿用力过大，以免损伤牙龈。要用不同节段的牙线进入不同的牙缝内，保持始终以清洁的牙线去除邻面菌斑。

2. 牙签　牙签是用来剔除嵌塞在牙间隙内的食物碎屑及牙邻面菌斑的工具，使用牙签可作为辅助刷牙的一种清洁牙齿方法。它多用于龈乳头退缩、牙间隙增大、根分叉暴露等情况。

目前使用的牙签有塑料、木质、竹制多种类型。牙签必须纤细光滑，尖端圆钝而薄，其横断面应呈扁圆形或三角楔形，易进入牙间隙，质硬而不易折断以减少剔牙时的损伤。剔牙时牙签能柔和地摩擦根面、剔刮菌斑。特殊种类牙签可以起到一定的保护作用，如含氟牙签可快速释放氟化物，是居家防龋较好的保健产品，但亦应注意防止因此而摄入过多的氟化物；氯己定牙签具有较好的抑菌效果，便于患者在家自行牙周保健预防。

1）牙签使用方法　将牙签沿着牙面慢慢地置入龈沟底部，再向舌侧轻轻推出食物残渣，动作一定要轻柔，以免损伤牙周组织。

Note

2)使用牙签的注意事项

(1)许多人有饭后用牙签剔牙的习惯,但错误的剔牙方式或每天无故剔牙,牙缝会越剔越大,还会损伤牙龈,反而起不到保护牙齿的作用。

(2)牙签头比较尖,因此在使用时应注意安全,不要扎破牙龈或者口腔其他部分。还有一点必须特别注意的就是牙签要放在合适的地方,避免儿童误拿后造成损伤。

(3)牙签不能经常使用,否则会使牙缝变宽,导致使用牙签次数变多。

(4)不要经常叼着牙签,以免将叼含着的牙签不小心吞进肚内,把小肠穿破,需经医院紧急手术从体内取出,会危及生命。

3. 牙间隙刷 牙间隙刷是口腔日常维护中重要的清洁工具,又称牙缝刷(图4-7)。然而,并不是每个人都需要使用该项工具。如果牙周病导致的牙槽骨吸收和牙龈萎缩造成了牙间隙变大,或者老年人生理性牙龈萎缩造成牙间隙增大时,就需要使用牙间隙刷。

1)牙间隙刷的使用方法 一般情况下:把刷头尽量紧贴牙齿的牙龈边缘,将牙间隙刷斜向嵌入牙缝。将牙间隙刷轻轻转动插入牙缝,来回运动即可达到清洁的目的。牙间隙刷使用完用清水洗净,干燥后盖上刷套存放。具体步骤如下所示。

(1)首先清洁上排牙齿,并注意刷头倾斜向下,位置接近牙齿根部与牙龈边缘,然后慢慢将刷毛插入牙间隙,来回轻刷2～3次。

(2)清洁下排牙齿时,刷头倾斜向上,贴近牙齿根部与牙龈边缘,慢慢将刷毛插入牙间隙,来回轻刷2～3次。

(3)从牙齿内侧清理时,重复以上步骤,来回轻刷清理。

(4)清洁好之后,将牙间隙刷冲洗干净并及时晾干。套上自带的刷头保护壳,保护刷毛。

牙齿矫治期间的使用方法如下(图4-8)。

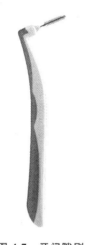

图 4-7　牙间隙刷

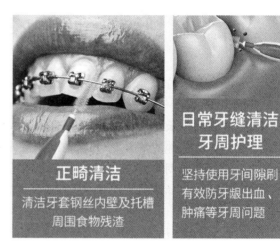

图 4-8　牙间隙刷清洁牙间隙

(1)刷头微斜向下,从上往下绕过弓丝缝隙,使刷毛倾斜地贴近牙齿与牙龈边缘。沿着牙缝与牙龈边缘,来回轻刷清洁牙间隙与牙龈边缘。

(2)刷头微斜向上,从下而上绕过弓丝缝隙,使刷毛水平贴在托槽与弓丝间。沿着托槽与弓丝缝隙,来回轻刷清理弓丝和其他部件。

(3)清洁好之后,将牙间隙刷冲洗干净并及时晾干。套上自带的刷头保护壳,保护刷毛。

2)使用牙间隙刷的注意事项

(1)刷上颌牙齿的时候,牙间隙刷的刷头稍稍朝下,避开龈乳头;同理刷下颌的时候,牙间隙刷的刷头稍稍朝上。

(2)牙间隙刷不要只从颊侧牙间隙进入,还要从腭侧牙间隙进入去清洁牙齿邻面,以保证刷牙的效果。

（3）当牙间隙狭窄而插入困难时，不要勉强插入，以防损伤牙龈。

（4）当刷毛插入牙间隙后，不要旋转刷头，以防刷毛脱落。

（5）牙间隙刷使用后，要及时冲洗并晾干，套上刷头保护壳。建议每周更换一次。

（6）牙间隙刷按大小可分为 SSS、SS、S、M、L、LL 多个型号，可根据自身牙间隙大小选择。

（7）选择合适类型的牙间隙刷，比如前牙推荐使用 I 形牙间隙刷，而后牙推荐使用 L 形牙间隙刷。

4.电动冲牙器 电动冲牙器是将水或药物的水溶液通过特殊的装置稳定地或搏动式地冲向口腔内特定的区域以达到清洁的目的。一般可将牙面、牙缝、正畸患者的弓丝与托槽间、大型固定修复体组织面等处的食物残渣和软垢冲出。电动冲牙器还可以有效清洗口腔黏膜、舌部及牙龈中的微生物，对牙龈起到按摩作用；并可促进唾液分泌，增强口腔自洁功能。在用餐后冲洗 1～3 min，可以把牙缝里的食物残渣碎屑冲洗干净，但不能清除卡在牙缝之间的大量食物纤维。有的冲牙器带有专门的进气孔，使冲出的水柱中富含微气泡，对牙间隙和牙周袋等位置的厌氧菌起到抑制作用（图 4-9）。

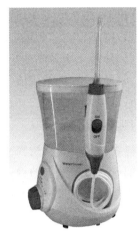

图 4-9 电动冲牙器

1）电动冲牙器的分类

（1）定频式：传统电动冲牙器在市场上已经有很长的历史。在产品结构方面，采用交流 220 V 固定转速电动机，带动水泵，产生恒定脉冲水流，脉冲频率固定在 1200 次/分左右。交流电动机工作会发热，用户在使用时应该注意不同机种在使用时间上的提醒，单次使用不要超过 2 min，每 2 h 内使用时间不要超过 5 min，以免机器过热导致使用故障。

（2）变频式：变频式冲牙器的脉冲频率在 1320～1500 次/分的范围内可调，同时还可以调节进水流量大小。一般而言，振动频率越高，清洁效果越好，在临床诊疗中使用越多。变频水流冲牙器通过频率和压力的组合，在低压时对牙龈有按摩作用，高压时增强了清洁效果。

变频式冲牙器采用大功率直流电动机，通过电脑芯片控制脉冲频率，实现水流变频控制。电动机无发热，可以连续使用。同时，内部电路采用直流低压设计，工作电压低于 16 V，属于 36 V 以下的安全电压，确保在卫生间洗脸台周围多水环境下电器能安全使用。

（3）便携式：随着冲牙器技术的发展，出现了充电式的便携式冲牙器，主机使用充电电池作为电源，只需要充满电，便可以使用一至两个星期。由于便携式冲牙器主机的体积较小，机身不带电线，使用时无须外接电源，适合日常使用，也适合外出使用或者在没有电源的场所使用。对于牙齿矫正人群，由于每次进食后需要清洁矫治器上的食物，便携式冲牙器更适合他们使用，而且可以不限场合。

2）电动冲牙器的使用方法 电动冲牙器是比较新的一种口腔清洁器具，在欧洲和美国，冲牙器是不少家庭必备的卫生用品。在中国，很多人也逐渐喜欢上了这种既舒服又管用的牙保健小电器。对于暴露的牙间隙，冲牙器的清洁效果是相当不错的。冲牙器通过泵体对水加压，可以产生 800～1600 次/分的超细高压脉冲水柱，设计精巧的喷嘴可以使这种高压脉冲水柱毫无障碍地冲刷到口腔任何部位，包括牙刷、牙线、牙签不大容易触及的牙缝和牙龈深处。在用餐后只要冲洗 1～3 min，就可以把牙缝里的食物残渣碎屑冲干净。冲牙器的高压脉冲水流产生的冲击是一种柔性的刺激，这样的水流不但不会弄伤口腔或脸上的任何部位，还有按摩牙龈的作用，感觉很舒服。要使冲牙器充分发挥护牙作用，最好是每次吃完饭后都能拿它冲一遍牙齿，养成另一种"漱口"习惯。一般来说，冲牙器使用清水就行，也可以加入漱口水或者镇痛消炎药,有针对性地强化一些效果。中老年人牙缝较大,用冲牙器更容易清除牙缝中的食物残渣。冲牙器与牙签相比,最大的优势在于,它无论怎么用也不会伤及牙齿表面或者牙周。冲牙器、牙签与牙线可互补使用。

3)产品功效

(1)清理牙齿表面的菌斑,保持口腔洁净,使人倍感清新。

(2)洁舌苔,去除口腔异味。

(3)强力去除积陷在牙刷和牙线无法到达的牙齿缝隙的食物残渣和有害细菌,有效预防龋坏、牙龈炎、牙石以及牙周炎。

(4)按摩和刺激牙龈,改善血液循环,缓解牙痛,抑制牙龈出血。

(5)帮助儿童养成良好的口腔清洁习惯,预防早期龋坏。

(6)可简单、高效清洁正畸矫治器,是正在进行正畸矫正或者佩戴义齿的人清洁口腔的得力工具。

(四)口香糖

口香糖是以天然树胶或甘油树脂为胶体,加入糖浆、薄荷、甜味剂等调和压制而成的一种供人们放入口中咀嚼的糖,既可吃又可玩,深受儿童和年轻人喜爱。在提升口腔健康的同时,通过咀嚼口香糖带来的面部肌肉运动,在认知学领域也具有多重功效。另外,进食后咀嚼无糖口香糖可以降低龋病发病率。

1.口香糖的分类　口香糖可分为板式口香糖、泡泡糖和糖衣口香糖三种。

1)板式口香糖　口香糖中的主要产品,它的销量最多。

2)泡泡糖　其特点是可以通过口腔呼气把糖体吹成皮膜泡,常用树胶脂等以加强其皮膜强度。

3)糖衣口香糖　其是在口香糖表面挂上糖衣。

2.口香糖的功效　口香糖有益于口腔健康的机制应从其两个特点来分析。首先口香糖要求不断地在口腔内咀嚼,咀嚼可以刺激唾液分泌,再结合口香糖在牙齿上的摩擦作用,可以增强牙齿的清洁作用,减少致龋因子,有助于防龋。经常的咀嚼运动有益于牙周健康,甚至有助于美容。据调查资料,一些演员和歌唱家因面部经常运动,面部老年斑的发生比普通人要延缓8～10年。一位美国洛杉矶神经科医学中心主任发现,每天咀嚼口香糖15～20 min,有助于美容。若持续几个星期,还会使面部皱纹减少,面色逐渐红润。这是因为咀嚼促进了面部的肌肉运动,改善了血液循环,提高了皮肤细胞的代谢活力。所以,一些科学家提倡经常进行咀嚼运动,尤其是在日常的进餐中,应多吃一些具有适当硬度、比较粗糙而富有纤维的食物,细嚼慢咽,这不但有利于营养的吸收、牙齿的清洁,而且还有促进面部肌肉运动之妙。其次口香糖的特点是一个"香"字。香能提高人们咀嚼的兴趣,香也可以暂时改善口腔内的不良气味,使人们自我感觉爽口舒适,也有利于社交活动。

若说口香糖有害于口腔健康,其关键在一个"糖"字,因为糖是导致龋病的重要因素之一,而且咀嚼口香糖时,糖在口腔内的停留时间也较长。但当前随着科技的发展,人们已经找到了糖的代用品——木糖醇或甜叶菊。这样,既可满足人们享受甜味的乐趣,也可达到少患龋病的目的。

3.食用口香糖的注意事项　许多胃肠专家认为,空腹时嚼口香糖,会出现恶心、头晕等不良反应,容易引起胃炎和胃溃疡;用餐后咀嚼口香糖的时间不要超过20 min,否则咀嚼口香糖时分泌的消化液会损伤胃黏膜。

儿科神经学专家认为,喜欢嚼口香糖的儿童的咀嚼肌始终处于一种"紧张状态"。儿童在1天内咀嚼口香糖的次数不要超过3次,每次用餐后嚼食的时间不要超过10 min。千万不要整天都把口香糖含在口中,时间越长,危害越大。这是儿童在睡梦中磨牙和睡眠不好的原因之一。

口腔专家、胃肠专家和儿科专家一致认为,3岁前的幼儿和患有胃炎、十二指肠炎、胃溃疡和十二指肠溃疡的儿童不宜嚼食口香糖。另外,口香糖中所含萃取物可能会与药物起过敏反应,患有严重传染病的患儿不要嚼食口香糖。

第三节 牙周病与口臭

一、口臭的原因及分类

口臭是指从口腔或其他充满空气的空腔如鼻、鼻窦、咽中所散发出的臭气,其严重影响人们的社会交往和心理健康,世界卫生组织(WHO)已将口臭作为一种疾病来进行报道。调查显示,中国口臭患病率为27.5%,而在西方国家,则为50%。全球有10%~65%的人曾患有口臭。

常见的口臭在临床上通常分为两大类:病理性口臭和生理性口臭,而病理性口臭又分为非口源性口臭与口源性口臭。80%~90%的口臭与口腔相关,目前认为口腔内存在的细菌是导致口臭的根源。

二、口臭产生的机制及影响因素

口源性口臭主要源于口腔中微生物代谢食物残渣、脱落的上皮细胞、血液、龈沟液、菌斑等有机底物中含硫的多肽类和氨基酸。

目前研究认为,这些含硫的多肽类和氨基酸在以革兰阴性厌氧菌为主的微生物作用下分解产生的挥发性硫化物(VSC)是引起口臭的主要成分,主要指硫化氢(H_2S)、甲硫醇(CH_3SH)、二甲基硫[$(CH_3)_2S$]。

目前已发现的与口臭相关的微生物有齿垢密螺旋体、牙龈卟啉单胞菌、牙髓卟啉单胞菌、中间普雷沃菌、洛氏拟杆菌、肠杆菌、侵蚀艾肯菌、具核梭杆菌等。但也有研究证明,口腔内难闻的气味并不是完全由VSC产生的。坦格尔曼(Tangerman)等研究提出,非口源性口臭中的主要物质是二甲基硫[$(CH_3)_2S$],但机制尚不清楚。

舌苔和牙周病是两个公认的主要原因,其他可能原因还有唾液流量降低、深龋、口腔感染、种植体周围炎、冠周炎、黏膜溃疡、食物嵌塞、不良修复体等。细菌降解蛋白质的作用主要发生在舌背后部和牙周袋。

舌背大面积的乳头状结构有利于细菌等微生物的定植,同时堆积有大量脱落上皮细胞。舌苔与菌斑的组成相似,成为厌氧菌和微需氧菌储藏室,有利于口臭的产生。有研究发现,舌背相关菌群复杂,健康对照组和口臭组都各有优势菌种,口臭患者舌背菌群的多样性高于健康对照组。检查发现,约60%的患者口腔异味来源于舌背后1/3舌苔部位,舌背后部至轮廓乳头区细菌载量最高。VSC的量与舌苔量成正比关系。

在口臭患者的龈下菌斑中通常能检出牙周病的致病菌,体外试验表现出活跃的产硫能力。研究发现,口臭与牙周致病菌表现出相关关系,口臭程度与牙周袋深度、牙龈指数、菌斑指数等呈正相关,并可能与牙周病的活动性有关。总之,龈袋中的龈下菌斑是一个重要的异味来源,且牙龈炎症导致口臭的程度加深。

唾液在口臭形成中的作用比较复杂,唾液pH和唾液流量可能影响细菌的腐败作用。有研究认为唾液可作为研究口臭的可靠模型,因离体唾液孵育产味的速率与口臭程度成正比,且其气体组成与口臭患者口气中的成分相似,含有大量VSC。在口臭形成中,唾液一方面提供氧,抑制口臭形成,另一方面含有易于氧化的底物,耗尽氧气以利于口臭形成。咀嚼一方面可以增加唾液流量,另一方面咀嚼过程中有机械性清除作用,可起到清洁口腔,减少口臭的作用。

非口源性口臭与全身疾病密切相关,如呼吸系统疾病、消化系统疾病、代谢系统疾病、内分泌和激素水平、血液循环系统疾病、心理压力和精神因素、寄生虫病等。

生理性口臭有多方面原因,饥饿、服用某些药物或吃洋葱、大蒜等刺激性食物,吸烟、睡眠时唾液分泌量减少所致的细菌大量分解食物残渣等都可能引起短暂的口臭。而健康人的口臭可能由不良的口腔习惯和口腔卫生造成舌背的菌斑增多、增厚所引起。由于舌背的表面积大,有许多乳头、沟裂和凹陷,有利于细菌、口腔黏膜脱落上皮细胞、食物残渣等的滞留,充当"细菌储藏室",有利于口臭的产生。有研究表明,口臭程度、VSC的量与舌苔厚度及面积均存在正相关关系,其中与舌苔厚度的关系更为密切,清除舌苔后VSC的量减少。这可能因为舌苔越厚,越易形成厌氧环境,越利于厌氧菌的生长,从而也越利于VSC的产生,导致口臭。

三、口臭的检测方法

1. 自我感受法 用手掩住口鼻,口呼气,再自己闻呼出的气体有无臭味。

2. 亲近人反馈法 根据亲人、朋友或配偶的反馈意见来评定。

3. 临床测试法 主要包括舔腕实验、塑料勺实验。

4. 专业医师直接的鼻测法 口臭的客观评价方法中较易执行且较准确的一种。由专业口臭鼻测医师来诊断,用0~5的计分标准来衡量口臭的程度,结果的重复性好。

5. 实验室测试 化学分析法(气相色谱/质谱技术硫化物监测器、高效液相色谱分析、氧化锌薄胶片半导体传感器、BANA分析)、牛奶漱口氧耗竭试验、微生物和真菌检测、唾液培养等。

6. 人工鼻 包括便携式硫化物测定仪(商品名 Halimeter)及电子鼻等,Halimeter是利用化学反应的原理,以数字的方式表示口腔中 H_2S 的浓度,方法简便、易操作,但易受其他气味的影响,如酒精、挥发性香味(香水、头发定型剂等)。电子鼻是通过辨别口臭患者口腔中特征性的气味来诊断口臭的一种方法,但目前其功能尚待提高。

四、口臭与牙周病的关系

口臭并不可怕,只要查明原因是可以治疗的。首先考虑口臭是口源性还是非口源性的,检查是否有下列疾病,如呼吸系统疾病(鼻腔、上颌窦、咽部、肺部的感染与坏死)、消化系统疾病(胃炎、胃溃疡、十二指肠溃疡、胃肠代谢紊乱、便秘等)、实质脏器损害(肝衰竭、肾衰竭)及糖尿病酮症酸中毒、尿毒症、白血病、维生素缺乏等,若有则应该先对这些疾病进行局部或全身的系统治疗。

有可能引起口臭的口腔疾病有未治疗的龋齿、残根、残冠、不良修复体、牙龈炎、牙周炎、口腔黏膜病等,应该及时对龋齿进行内科治疗,拔除无用的残根、残冠,去除不良修复体,去除不正确的解剖结构,治疗口腔黏膜病,对于牙周病患者则先进行洁治和根面刮治等基础治疗,再进行系统的牙周治疗和菌斑控制。

五、口臭的防治

选择正确的刷牙方法,每天至少刷2次,并养成进食后漱口的习惯。进行舌面清洁也是非常重要的。由于80%~90%的口臭来源于舌背,因此,口腔医生应该教会患者正确使用舌刮匙来清洁舌面。还可通过体外试验,找出患者的主要的病原菌,选用能有效抑制舌面微生物生

知识链接 4-2

Note

长的漱口水进行局部抗菌治疗。现在常用的漱口水包括氯己定、含氯化合物、过氧化氢、钠盐、锌盐等,好的漱口水应该能维持口腔正常菌群的生态平衡,防止菌群失调引起新的疾病。刺激唾液分泌或使用替代物,由于唾液具有抗菌、杀菌、清洁口腔的作用,治疗中还应考虑增加唾液的量和流速,增强舌的运动,咀嚼富含纤维的食物或咀嚼口香糖等。

本 章 小 结

牙周病是口腔常见的疾病之一,其致病因素极其复杂,菌斑及其产物是引发牙周病的始动因子。牙周病的三级预防就是要消除致病的始动因子及促进牙周病发生发展的局部和全身危险因素。

通过这一章的学习,我们应掌握牙周病的始动因素、局部促进因素和全身易感因素,掌握牙周病的三级预防的概念和措施,做好牙周病的早期预防保健工作。

能 力 检 测

填空题

1.牙膏的作用有_____、_____、_____、_____、_____。

2.漱口水的种类有_____、_____、_____、_____、_____、_____。

3.口臭的检测方法有_____、_____、_____、_____、_____、_____。

名词解释

1.一级预防

2.二级预防

3.三级预防

4.口臭

简答题

1.简述牙周病的预防方法。

2.简述巴氏刷牙方法。

(梅 君 张 强)

在线答题

参考答案

Note

第五章 其他口腔疾病的预防

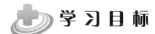

学习目标

1.掌握:口腔癌常见的危险因素和主要的预防措施;错𬌗畸形常见的危险因素和主要的预防措施。

2.熟悉:常见口腔癌的种类及预后;错𬌗畸形早期干预措施。

3.了解:牙本质敏感的概念、危险因素及主要的预防措施。

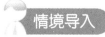

龋病和牙周病是常见的口腔疾病,其他口腔疾病,如口腔癌、错𬌗畸形,以及牙本质敏感在临床上也多见。导致这些口腔疾病的危险因素有哪些?如何进行有效的预防?本章将对这些问题逐一解答。掌握了这些知识,有助于人们加深对这些口腔疾病的了解,避免它们对机体造成影响。

第一节 口腔癌的预防

口腔癌(oral cancer)是发生于口腔及其邻近解剖结构的恶性肿瘤的总称,大部分属于鳞状上皮细胞癌,即所谓的黏膜发生变异(图5-1)。在WHO最新版的国际疾病分类系统(ICD-10)中,口腔癌与咽癌归为一类,称为口咽癌(oropharyngeal cancer)。在临床实践中口腔癌包括牙龈癌、舌癌、软硬腭癌、颌骨癌、口底癌、口咽癌、涎腺癌、唇癌、上颌窦癌以及发生于颜面部皮肤黏膜的癌症等。

口腔癌是头颈部较常见的恶性肿瘤之一,部分口腔癌较其他部位的癌易转移,预后较差,且术后往往造成面部畸形及功能丧失,严重威胁人类的身心健康,因此对口腔恶性肿瘤的预防和早期诊断越来越受到重视。自20世纪70年代后期,特别是20世纪80年代以来,我国口腔癌发病率呈现缓慢上升趋势,从1973年的1.92/10万上升到2005年的17/10万(35~44岁年龄组,第三次全国口腔健康流行病学调查结果)。与西方国家相比,我国头颈部恶性肿瘤的发病率较低,但共同点是发病率都呈上升趋势。

WHO在2006年将癌症确定为可控制的慢性病。癌症漫长的发生过程、早期发现对肿瘤治疗的重要意义、加大预防力度可降低肿瘤发病率,这三点在医学界已达成共识。预防和控制口腔癌,根本出路是加强三级预防,大力开展口腔健康教育和口腔健康促进活动,使公众了解日常生活中口腔癌的危险因素,尽量减少或戒除不良嗜好,定期检查,尽量做到早发现、早治疗。

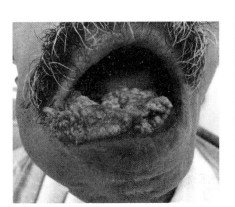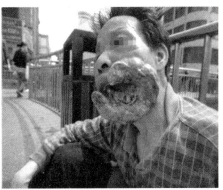

图 5-1 口腔癌

一、危险因素

根据长期的临床观察、实验研究和流行病学调查,口腔癌的发生与多种因素有关。

(一)行为因素

1. 吸烟 吸烟是全世界公认的与肺癌及相关疾病高度相关的危险因素。烟草的烟雾中含有 4000 多种化合物,一支香烟燃烧产生大约 500 mg 的气体和微粒,其中的 1～35 mg 是焦油(芳烃),而焦油中最强的致癌物质是亚硝基去甲烟碱和甲基亚硝基吡啶基丁酮。吸烟时有害物质侵入上皮,破坏上皮细胞功能,引起机体分子结构的变化而致病。

不同地区和民族吸烟方式不同,主要有纸烟、烟斗、雪茄、嚼烟(或烟草与槟榔混合)、鼻烟等方式。大量的流行病学研究证实吸烟和口腔癌有密切关系,口腔癌患者中吸烟的人数是非吸烟人数的 2 倍多。美国加州大学旧金山分校对 403 名口腔癌和咽癌患者平均追踪观察了 5.1 年,发现 72% 的患者吸烟且 58% 的患者每天吸烟超过 1 包。

口腔癌的危险度与吸烟量呈正相关。假设不吸烟危险度是 1,每天吸 10～19 支,危险度上升为 6.0,20 支以上为 7.7,40 支以上危险度高达 12.4。口腔癌的危险度还与吸烟时间的长短呈正相关。全国 8 个城市进行的多中心大样本病例对照研究显示,吸烟时间越长、吸烟量越大,发生口腔癌的危险度越高。吸烟还可增加口腔癌再发的危险性。一项研究观察了 203 名口咽癌患者,这些患者都是癌症根治了 3 年以上的,其中 120 名患者继续吸烟,这些人中有 37% 发生了再发性原发癌;而 81 名不吸烟或已经戒烟的患者中只有 6% 发生了再发性原发癌。已有研究证明,无烟烟草的致癌性并不低于有烟烟草,即说明过滤嘴并不能降低烟草致肿瘤的危险性。

2. 饮酒 研究发现口腔癌的发生与饮酒的量呈正相关。酒精为致癌物的溶剂和促癌的刺激物。饮酒主要增加舌与口底癌的危险性,因酒与舌、口底黏膜反复接触,引起口腔黏膜的化学烧伤,增加了细胞膜通透性和溶于酒精中致癌物质的吸收。Franceschi 等的研究发现每周 1～20 杯的适度饮酒并不会增加患口腔癌的危险,而每周超过 20 杯的重度饮酒者的危险度为 11.6。Garaner 对 189 例口腔癌患者调查发现 94% 的人为饮酒者。Wynder 等发现 33.0% 的口腔癌患者有每天饮酒习惯,其酒精含量超过 155.5 g。酒精的致癌性除局部影响外,还有全身方面的影响。

饮酒和吸烟,或饮酒和口腔卫生差,其协同作用都会增加口腔癌的危险性。饮酒加吸烟口腔癌危险性增加 2.5 倍。口腔癌治疗后,在吸烟和饮酒的患者中复发率也高。

3. 嚼槟榔 口腔癌发生与嚼槟榔时间、槟榔在口腔的滞留时间呈正相关,最常发生的部位是颊部,嚼槟榔者患颊癌的危险性是不嚼槟榔者的 7 倍。

Note

知识链接 5-1

槟榔嚼物一般由槟榔果、老花藤和煅石灰组成,有些地区在其中加入了烤烟及香料等。主要致癌因子来自其添加剂,如槟榔籽、石灰、丁香和烟叶,它们会导致口腔黏膜下纤维性变和白斑的发生,并可转化为口腔癌。口腔癌在全世界不同地区发病率不同,以东南亚地区发病率最高,这是因为当地居民有咀嚼烟草和槟榔的习惯。

（二）环境因素

现代医学对肿瘤的认识目前比较一致的看法是绝大多数恶性肿瘤的发生与环境因素有关。调查显示,环境因素在肿瘤发生中起重要作用。有人提出"环境癌"的概念,认为光辐射、核辐射、空气污染、水源污染等都可成为肿瘤发生的因素。

1.光辐射 光辐射(波长 320～400 nm)是引起皮肤癌的主要危险因素。长期强烈光照也是唇红部癌的原因之一,多发生在下唇。如美国患下唇鳞状上皮细胞癌的患者多为男性农民与水手,他们大多生活在美国南部或为南部的移民。黑人中很少发生唇红部癌,因黑色素能阻碍紫外线。由于唇红部癌与光辐射有关,因此患者有明显的职业差别,农民与户外工作人员患病率高,农民患唇红部癌是城市居民的 2 倍。

2.核辐射 核辐射对人与动物均有诱发癌的作用。超大剂量或长期低剂量的核辐射,超过了人体免疫系统的监控、修复能力,使人体细胞产生不可逆转的改变——畸变,畸变的细胞无序增殖,导致恶性肿瘤发生。核医学中应用的高能射线作用于易感细胞,可导致人体免疫功能的衰退,并有可能导致易感细胞畸变,如白血病和淋巴瘤放射治疗后的患者,易引起黏膜表皮样癌和唾液腺癌。

3.其他环境因素 空气污染、水源污染、食品污染等也是致病因素,如高度工业化所造成的煤烟污染、纺织工业中纤维刺激等。有研究显示,英国两个主要的纺织工业区发现女性口腔癌病例多且无其他诱发原因。

（三）生物因素

1.口腔感染与局部刺激 口腔卫生不良、尖锐牙尖及不良修复体的长期刺激,被认为是口腔癌的危险因素之一,这是一种慢性、反复刺激和感染的诱发过程。例如舌癌及颊癌,可发生于残根、锐利的牙冠边缘及牙尖、不良修复体等长期刺激的相应部位。

2.病毒感染与梅毒 病毒与癌症有密切的关系,能感染口腔组织又具有潜在致癌作用的病毒有两种:疱疹病毒和人乳头瘤病毒(HPV)。单纯疱疹病毒 1、EB 病毒、人疱疹病毒 6 和人疱疹病毒 8 在口腔癌的形成中起一定的作用。Yen 等研究发现 82.5% 的口腔癌患者的 EB 病毒呈阳性。人乳头瘤病毒在口腔鳞癌的发生、发展中起着重要作用,是口腔鳞癌的可疑病原因素之一,从口腔原发肿瘤、癌前病变、癌诱导细胞株和转移淋巴结中可检测出人乳头瘤病毒的 DNA。口腔癌发病还与梅毒有关,Martin 发现 24% 梅毒患者患口腔癌。在印度梅毒患者中,11.0%～18.0% 的晚期梅毒患者合并颊癌。据报道,18% 的黑人梅毒患者并发口腔癌。

口腔癌的致病因素是复杂的、综合的,除上述因素外,还与营养、精神因素、内分泌因素、机体易感性、机体免疫、遗传、种族等有关。

二、预防

预防是抗击恶性肿瘤最有效的武器。最新研究表明,经过合理有效的预防与控制,大约1/3 的癌症是可以预防的,1/3 的癌症如能及早发现并得到有效的治疗,是可以治愈的,而合理有效的姑息治疗可使剩余的 1/3 癌症患者生命质量得到改善。越来越多的医务人员意识到口腔癌预防和早期发现的重要性,口腔癌预防的含义包括预防口腔癌的发生、预防口腔癌对邻近组织的损害、预防口腔癌的转移、预防因口腔癌而丧失生命。

（一）口腔健康教育与口腔健康促进

预防口腔癌,首先要对公众进行口腔健康教育,加强防癌宣传,增进公众对预防口腔癌卫生保健知识的了解,改变不良生活习惯。

1.减少与控制危险因素 ①戒除吸烟、饮酒、嚼槟榔等不良嗜好。我国口腔癌的一级预防应着重从吸烟与饮酒的危害性方面进行教育,改变吸烟、饮酒的习惯。大量研究表明,烟草、过量饮酒和嚼槟榔是最大的癌症诱发因素,应改变嗜好烟酒的习惯;鼓励公众特别是儿童不要染上吸烟和过量饮酒习惯;已吸烟者最好戒烟,无法戒烟者,应减少吸烟量。避免嚼槟榔,特别是混有烟草与石灰的槟榔。②注意对光辐射的防护。光辐射是引起唇红部癌的原因之一,因此要避免长时间直接日照。在直接日照下长时间工作的,应采取适当遮阳防辐射措施,如戴帽遮光、使用防晒霜等。③提倡合理的膳食与营养。合理摄入人体必需的碳水化合物、脂肪、蛋白质、维生素、矿物质等,多吃新鲜蔬菜和水果。不吃发霉、变质等易致癌的物质。蔬菜和水果中大量存在的维生素 C、动物肝脏中的维生素 A、植物油中的维生素 E 均被认为能提高机体细胞的免疫功能,是肿瘤生长的抑制剂。④避免过热饮食。不食过热食品,避免刺激口腔黏膜组织。⑤避免口腔不良刺激。及时调磨尖锐牙尖和义齿锐利边缘,拔除残根、残冠,防止对软组织的反复刺激、压迫和损伤。⑥保持良好的口腔卫生。减少口腔感染,减少口腔炎的发生。做到早晚刷牙、饭后漱口,定期到医院进行洁治。

2.提高公众对口腔癌警告标志的识别能力 要帮助公众对口腔癌警告标志进行认识并提高他们的识别能力,以便早发现、早诊治。口腔癌的警告标志如下:①口腔内有 2 周以上未愈合的溃疡。②口腔黏膜有白色、红色和发暗的斑。③口腔与颈部有不明原因的肿胀和淋巴结肿大。④口腔内有不明原因的反复出血。⑤面部、口腔、咽部和颈部有不明原因的麻木与疼痛。

知识链接 5-2

（二）定期口腔检查

2006 年,WHO 将恶性肿瘤确定为可控制的慢性病。目前,对癌症有几点共识:癌症的发生是一个多阶段、多步骤的漫长发生过程;其疗效的关键在于早发现、早诊断、早治疗,如果能早期发现癌症,对提高患者 5 年生存率和生命质量具有极其重要的意义。要做到"三早",对于一般人来说,每年应该常规进行一次口腔检查,由于口腔癌的发病率随年龄增长而增高。因此,40 岁以上长期吸烟的人群,预防口腔癌显得特别重要。

1.定期口腔检查 定期到医院进行口腔检查,可早期发现癌前病变或口腔癌,提高预防效果和早期治疗率。如果癌瘤在2 cm,同时无转移,将大大提高 5 年生存率;如果癌瘤在2 cm 或以下,5 年生存率可提高2 倍;如果癌瘤在1 cm 或以下,5 年生存率可以提高 3 倍。因此早发现、早治疗对降低口腔癌的死亡率是十分有意义的。对 40 岁以上长期吸烟者、吸烟量在20 支/日以上者、既吸烟又有饮酒习惯者、因烟酒刺激口腔已有白斑者以及长期嚼槟榔者,应定期进行口腔检查。

2.自我检查方法 除了请医生定期进行口腔检查外,还要学会自我检查的方法,以便早发现,及早就医。自我检查时,应在充足的照明下面对镜子进行,方法与步骤如下所示。

1)头颈部 对头颈部进行对称性观察,注意皮肤颜色的变化。

2)面部 双手食指触摸面部,面部如有颜色变化、触痛或肿块、疣痣增大,应在 2 周内就医检查。

3)颈部 触摸颈部,检查左右两侧颈部。从耳后触摸至锁骨,注意触摸疼痛与肿块的情况。

4)唇部 先翻开下唇,观察唇红部与唇内侧黏膜,用食指与拇指从内向外,从左向右触摸下唇,对上唇做同样检查,触摸是否有肿块,观察是否有创伤。

5)牙龈与颊部 用食指拉开颊部,观察牙龈,并用食指与拇指挟住颊部,进行触摸。

6)舌与口底　伸出舌,观察舌的颜色与质地,用消毒纱布包住舌尖部,然后把舌拉向左或右,观察舌的边缘部位。用食指与拇指触摸舌体,注意是否有异常肿块。检查口底时需用舌舔上腭部,以观察口底颜色与形态的变化,然后用食指触摸口底。

7)上腭部　大张口,头略后仰,用牙刷柄压住舌背,观察软腭与硬腭的颜色与形态。

(三)政策和措施

控烟、限酒须有政策和法规的保障。卫生行政部门协同其他部门制定控烟、限酒的政策,如增加烟草与烈性酒的税收,禁止烟草广告与促销活动,印制"吸烟与饮酒是口腔癌危险因素"的忠告式广告,烟盒前后应印有"吸烟有害健康"的忠告,面积应占烟盒的30％～50％。培训社区卫生服务中心工作人员,增强他们控制癌前病变的知识与辨别早期病损的能力。

有关部门还应采取相应措施,投入一定的财力、物力、人力,积极开展对高发人群及易感人群的防癌普查和检测,做到早期发现癌瘤,早期诊断,从而早期得到有效的治疗。肿瘤普查一般3～5年进行一次;对于易感人群的检测,最好能每年定期检查1～2次。

(四)防止环境污染

现代医学认为,人类癌症的发生约85％与环境因素有关,环境污染在癌症的发生中起重要作用。因此,无论工作环境还是生活环境都应注意污染问题,特别强调公共场所禁止吸烟。各级政府部门要加强对污染环境的工业生产及商业生产单位的管理,对有污染环境的工业生产要远离住宅区。严格限制有害物质的排放,如污水排放前要进行净化处理,有害气体排放前也要进行处理等。加强对饮用水的检测,改良水源等。同时应注意核辐射的污染和检测,做好工作场所监测和个人剂量监测。

当今世界对传统的习惯提出了许多挑战,出现了很多新的健康观点。世界卫生组织已将癌症的预防(包括口腔癌)列入公共卫生重点项目之一。只有将肿瘤预防与控制纳入人们日常生活以及工作议事日程中,才能真正起到预防作用,才能实现癌症预防的最终目的,降低癌症的发生率和死亡率。

第二节　错殆畸形的预防

错殆畸形(malocclusion)是指在儿童生长发育过程中由于先天的遗传因素或后天的环境因素导致的牙、颌骨、颅面的畸形。错殆畸形和龋病、牙周病并称为口腔三大疾病,呈现出较高的患病率。1997年WHO根据牙殆异常的不同类型,推荐采用牙美观指数,一般用于12岁以上年龄组作为流行病学调查的记分标准。由于制定的调查标准不同,错殆畸形的患病率在国内外的报道中差异较大。我国2000年的调查资料显示,我国人群错殆畸形的患病率为67.82％,其中乳牙列、混合牙列和恒牙列的患病率分别是51.84％、71.21％和72.97％。

错殆畸形不但直接影响面容微笑、口腔健康、口腔功能,还间接影响颌面的生长发育,影响面形;全身危害包括因咀嚼功能降低引起的消化功能障碍,还有因面容面貌不美观引起的心理负担甚至精神障碍。所以,对错殆畸形应早预防、早发现以及发病后尽早行阻断治疗。防治的最佳时机是儿童时期,特别是婴幼儿时期的预防很重要。

一、危险因素

(一)遗传因素

遗传是生物的特性。20多年以来,遗传学的大量研究发现,遗传因素在错殆的病因学中占有重要的地位,人们也明确认识到遗传因素是导致错𬌗发生的主要原因之一,并且无明显的遗传方式,表现为多基因遗传、家族遗传倾向。最典型的例子是德国皇室一家九代,代代都有下颌前突的畸形,而每个成员的错𬌗表现又有差异。

一般来说,遗传因素通过两种途径形成错𬌗。其一,可能表现在牙的大小与颌骨的大小之间遗传性的不协调,即牙量骨量不协调,导致牙拥挤或牙间隙过小(图 5-2);其二,可能表现在上下颌骨的大小或形状之间遗传性的不协调,导致𬌗关系的异常或颌骨位置关系的异常。

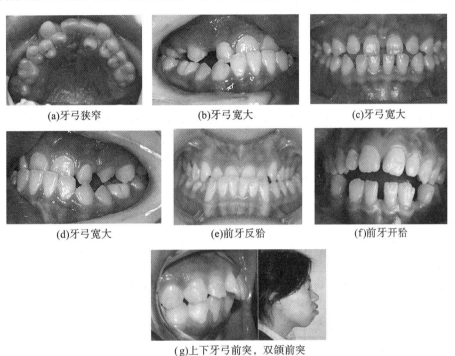

(a)牙弓狭窄　　　　(b)牙弓宽大　　　　(c)牙弓宽大

(d)牙弓宽大　　　　(e)前牙反𬌗　　　　(f)前牙开𬌗

(g)上下牙弓前突,双颌前突

图 5-2　牙量骨量不协调

(二)环境因素

儿童生长发育过程中,造成错𬌗畸形的环境因素可分为先天因素和后天因素。先天因素是指在胎儿出生前,由于母体、发育、营养、疾病、外伤等原因导致的错𬌗畸形;而后天因素是指出生以后,由于各种全身和局部因素造成的错𬌗畸形。主要包括以下几个方面。

1. 不良口腔习惯　研究显示,因不良口腔习惯造成的错𬌗畸形约占各类错𬌗畸形的 1/4。错𬌗畸形的发生及其程度与不良习惯的作用频率、持续时间和强度等因素有关。了解不良习惯形成的原因,有助于及时破除不良习惯,防止畸形的发生、阻断错𬌗畸形的进一步发展。口腔不良习惯包括吮指习惯、舌习惯、唇习惯、偏侧咀嚼习惯、咬物习惯和不良睡眠习惯等。

1)吮指习惯　吮指是婴儿最初学会的一种神经反射行为,出生 3 个月后,婴儿大多有吮手指特别是吮拇指习惯,一般在 2 岁以后逐渐减少而自动消失。若 3 岁后仍有这种动作,则属于不良习惯。吮拇指时,拇指含在上下前牙之间,牙受到压力而成局部圆形小开𬌗。做吮吸动作时,两侧颊肌收缩导致牙弓狭窄、腭盖高拱、上前牙前突及开唇露齿。另外,吮吸的拇指压在硬腭上,又加重了腭盖的高拱;再者,吮拇指动作有压下颌向后的作用,久之可形成下颌后缩,远中错𬌗。吮咬食指时,可导致下颌过度前伸;吮咬小指时,损害较小,一般只形成局部小开𬌗。有长期吮指习惯者,常见指上有胼胝或指弯曲等畸形,这是诊断吮指习惯的一个重要特征。

2)舌习惯　舌习惯多发于替牙期。儿童在替牙期常用舌尖舔松动的乳牙、乳牙残根或初萌的恒牙,久之会形成吐舌或舔牙习惯。吐舌习惯也常继发于吮指或口呼吸等不良习惯造成

Note

开𬌗之后;有异常吞咽习惯者,也常并发舌习惯。舌习惯分为吐舌、舔牙及伸舌三种类型,由于舌习惯性质不同,其造成错𬌗的机制和症状亦不相同。①吐舌习惯:吐舌时舌尖常位于上下前牙之间,可限制恒前牙不能萌至𬌗平面,形成局部开𬌗,由于舌体的形态是两边薄中间厚,故前牙局部开𬌗的表现为两边小中间大的梭形裂隙。②舔牙习惯:形成舔牙习惯时,舌尖常舔下前牙的舌面,舌尖向前的推动力加大,致使下牙唇向前倾斜出现牙间隙,甚至形成反𬌗,如舌尖同时舔上下前牙则可形成双牙弓前突。③伸舌习惯:舌向前伸,同时带动下颌向前移位,而舌尖又置于上下前牙之间,因此造成前牙开𬌗及下颌前突畸形。

3)唇习惯　唇习惯多发生在6~15岁,常由于儿童情绪不好,出现咬唇动作,日久即形成咬唇习惯,女孩较多见。唇习惯可单独存在,也可伴有吮指习惯。唇习惯中包括有咬下唇习惯、咬上唇习惯和覆盖下唇习惯。①咬下唇习惯:咬下唇时,下唇处于上前牙舌侧和下前牙唇侧,增加了对上前牙唇向的压力及对下前牙舌向的压力,使上前牙唇向倾斜、前突并出现牙间隙;对下前牙的舌向压力会造成下牙弓及下颌向前发育障碍,形成下前牙区的拥挤、前牙深覆𬌗、下颌后缩、开唇露齿等畸形。②咬上唇习惯:其形成错𬌗畸形的机制与咬下唇者相反,可形成前牙开𬌗、上前牙舌向倾斜、下颌前突及近中错𬌗等畸形。③覆盖下唇习惯:由于不良口腔习惯或其他因素,前牙深覆盖,则下唇自然处于上下前牙之间而被上前牙覆盖,这种不正常的现象称为覆盖下唇或称为继发性下唇卷缩。下唇的压力,可加重上前牙唇侧移位,并加重下颌远中错𬌗畸形的发展。

4)偏侧咀嚼习惯　儿童常因一侧后牙有严重龋坏不能咬合,或有乳磨牙、恒磨牙的早失,或有严重的牙错位而没有咬合关系等,无法用该侧进行正常咀嚼,只能用健侧咀嚼食物,久之就形成偏侧咀嚼习惯。咀嚼侧由于有正常的咀嚼功能活动,对牙颌发育具有正常的功能刺激,发育正常甚至发育过度,而废用侧咀嚼功能低下,发育不足,故下颌向废用侧偏斜。

5)咬物习惯　多见咬铅笔和啃指甲等其他异物和吮吸橡皮奶嘴等。咬物固定在牙弓的某一部位,常形成局部的小开𬌗畸形。

6)托腮及单侧枕物习惯　儿童睡眠时,经常用手、肘或拳头枕在一侧的脸下,有时用手托一侧腮部读书或思考问题,使面部局部长期受压,影响面部的对称发育,导致牙、𬌗、颌、面畸形。

7)长期进软性食物习惯　随着食品的精细加工,软性食物与错𬌗畸形的关系已经被证实。在生长发育过程中长期食用软性食物,口颌系统缺乏足够的功能刺激,上下颌骨发育不足,增加了牙列拥挤、牙错位畸形的发生。

2. 口腔功能异常　口周咀嚼肌在行使其正常功能的同时带来功能性刺激,对牙、𬌗、颌、面的正常发育起重要的促进作用。异常的口颌系统功能,将影响颌面部的正常生长发育,引起牙、𬌗、颌、面畸形。

1)吮吸功能异常　人工喂养者可因奶瓶位置以及喂养时姿势不正确,如躺着喂养等,或橡皮奶嘴大小不适等因素,使婴儿下颌前伸不足或前伸过度,造成下颌远中错位、后缩或下颌前突畸形。

2)呼吸功能异常　慢性鼻炎、鼻窦炎、鼻甲肥大、鼻中隔充血、增殖腺肥大及鼻肿瘤等,使鼻腔部分或全部阻塞,影响正常的鼻呼吸,迫使以口呼吸代替鼻呼吸,常可引起𬌗、颌、面的发育畸形。

3)吞咽功能异常　因咽喉部疾病导致吞咽功能异常时,舌往往伸向上下前牙之间,吞咽时唇不能闭合,牙齿不能咬合,唇颊肌的压力小于舌肌,牙弓内外失去平衡,最终造成上前牙唇倾、前突,下颌后缩,开𬌗等畸形。

3. 外伤　乳牙外伤可引起恒牙的早萌、埋伏、易位、错位萌出等。恒牙的外伤可致使恒牙牙折、脱落,造成牙列缺损,牙齿缺失后要及时修复,否则会引起邻牙向间隙侧倾斜移位。严重的外伤还会引起口腔颌面部软硬组织的损伤,导致殆、颌、面的畸形。

4.龋齿 乳牙期或替牙期的龋齿,尤其是邻面龋,可使牙弓缩短,恒牙萌出间隙不足,而引起牙列拥挤或错位萌出;龋病不及时治疗会影响正常的咀嚼功能,引起偏侧咀嚼等不良习惯。

二、预防

1.妊娠期的预防 母体营养不足对胎儿生长发育影响极大,可产生各种颌面部畸形,要合理地选择和调配食物,保证营养充足。孕妇如有皮疹、内分泌失调或其他传染病,应及时诊治,甚至考虑终止妊娠。妊娠期间母体要避免大量放射线的深部照射,同时要防止妊娠期和临产前的外伤等。

2.婴儿期的预防 ①提倡母乳喂养。婴儿哺乳最好以母乳喂养,每次喂养时间约半小时,喂养的姿势为45°左右的斜卧位或半卧位,并保证有足够的喂养时间和处于正确的喂养位置,以达到足够的吮吸活动。因为婴儿吮吸母乳时下颌做适当的前伸运动,可将出生时下颌的远中位置调整到中性位置,同时吮吸时婴儿的舌部运动能促进舌肌的发育。②人工哺乳时应注意婴儿的姿势、奶瓶的位置、人工奶嘴的开口和穿孔的大小。婴儿取半坐位,奶瓶不宜压迫上颌或下颌,橡皮奶嘴只能靠近舌尖1/3处,奶嘴除末端开孔外,在周围开些小孔,奶瓶中奶液的流速以可以间断滴下为宜,这样可使吮吸时口内压力均匀,充分发挥吮吸的作用,有利于咀嚼器官的正常发育。平时要避免婴儿啼哭或睡眠时吮吸橡皮奶嘴的习惯,以免导致下颌前伸或开殆。③婴儿期还应注意睡眠姿势,不可长期偏向一侧,以免一侧颌面长期受压造成颜面不对称。

3.儿童期的预防 ①积极开展宣传教育工作,使儿童、家长和教师知道哪些动作对牙和面部的发育有利,哪些动作对牙齿和面部的发育不利,了解基本的预防知识,提高其对早期预防错殆畸形的认识,纠正不良习惯,如吮指习惯、唇习惯、舌习惯、偏侧咀嚼习惯、咬物习惯和不良睡眠习惯等。②儿童的食物应有一定的硬度,以充分发挥咀嚼功能,促进牙颌系统正常发育。③早期预防龋病,定期检查,及时充填治疗,恢复乳牙外形,以免破坏邻接关系,致使邻牙倾斜移位,同时避免因严重龋病或外伤导致的乳牙早失,保持乳牙列的健康完整,以利于咀嚼系统发挥正常的功能。

4.替牙期的早期干预

1)乳牙早失 临床检查发现乳牙提前脱落,X线检查显示后继恒牙牙根尚未发育或仅形成不到1/2者,牙冠殆面有较厚的骨质覆盖,缺牙间隙已缩小或有缩小趋势,即可诊断为乳牙早失,此时应用间隙保持器保持失牙间隙和正常牙弓长度,以便后继恒牙萌出时有足够的位置。

2)恒牙早失 如在替牙期一般也应考虑采用间隙保持器保留间隙,待恒牙期做义齿修复。如果条件许可,可考虑用正畸方法移动邻牙替代缺失的恒牙,但需要制订全面的正畸矫治计划,在关闭缺牙间隙的同时应恢复良好的咬合关系。

3)乳牙滞留 临床检查乳牙逾期未脱,而后继恒牙已开始萌出且萌出位置多不正常。通过X线检查,在确定有相应恒牙胚存在时,尽早地拔除滞留的乳牙,以便于恒牙萌出调整。如恒牙牙根已基本形成,缺乏自行萌出的可能时,应根据患者的上下殆情况全面考虑后,再决定是否进行正畸牵引助萌。

4)恒牙早萌 恒牙早萌是乳、恒牙替换期间恒牙牙根刚开始形成或尚未形成时就已萌出,早萌恒牙易受外伤或感染而脱落。临床上可用阻萌器阻止恒牙早萌。阻萌器是在丝圈式间隙保持器上加焊一根阻萌丝,阻萌丝阻挡在早萌恒牙的殆面。定期拍摄X线牙片,观察牙根发育情况,当牙根已形成1/2以上时,可拆除阻萌器让其自然萌出。

5)恒牙萌出顺序异常 恒牙萌出的顺序对正常建殆有很大的影响,正常的恒牙萌出顺序有利于利用替牙间隙使上下颌磨牙调整到中性关系,建立良好的尖窝锁结。乳牙根吸收异常、乳牙滞留、乳牙根与牙槽骨粘连、乳牙冠的不良充填、恒牙胚的牙囊未被吸收等均可引起乳、恒牙替换时间紊乱,临床上应注意消除这些因素,必要时采取保持牙弓长度、保持个别牙位置及使用简单矫治器调整牙位置等方式,防止和矫正恒牙萌出顺序异常导致的错𬌗畸形。

6)上唇系带附着异常　异常的上唇系带为粗大的、无弹力的纤维带,位于上中切牙之间与腭乳头相连,深嵌入腭中缝。此时,唇的功能活动妨碍了上中切牙靠拢,从而形成上中切牙间隙。可用固定矫治器矫正关闭中切牙间隙,待间隙关闭后,采用外科系带矫正术矫正异常附着的唇系带及切除多余纤维组织,以保持间隙关闭后的效果。如果间隙关闭前进行切除手术,由于切牙间瘢痕形成,反而影响间隙的关闭。

第三节　牙本质敏感的预防

牙本质敏感(dentin hypersensitivity)是指暴露的牙本质在外界刺激下所产生的酸痛症状,其特点为发作迅速、疼痛尖锐、时间短暂。典型的外界刺激包括温度刺激、吹气刺激、机械性刺激或化学刺激等。牙本质敏感不是一种独立的疾病,而是各种牙体疾病共有的症状。牙本质敏感好发于上颌前磨牙,其次是上颌第一磨牙,切牙的牙本质敏感的发生率最低。

一、危险因素

牙本质暴露往往是磨损、磨耗、酸蚀以及应力作用下釉质内碎的综合结果。异常的咬合状况可导致夜磨牙症,其被认为是牙体磨损的重要危险因素。

使用合格的牙刷和牙膏、采用正确的方法刷牙不会对牙齿造成磨损。但牙膏对暴露的牙本质可能会有磨损作用,主要是含较粗摩擦剂的原因。含粗摩擦剂的牙膏一旦与酸联合作用,即引起牙本质小管开放。因此,应尽量避免进食酸性食物和饮料后即刻刷牙,以减少酸性食物与刷牙磨损的协同作用。

酸蚀作用也是导致牙本质小管口暴露的重要原因。外源性酸主要是酸性食物和饮料(包括水果、果汁和红酒等),这些物质中含酸,能够去除牙本质小管表面的玷污层,使牙本质小管开放。内源性酸来源于胃、食管反流,由此引起的牙本质敏感主要发生在牙齿的腭侧面。

牙龈退缩是牙本质敏感最重要的危险因素。牙龈退缩后,暴露的牙骨质很薄且易被磨损,导致牙本质更快、更广泛地暴露。多种因素可导致牙龈退缩,如使用不合格的牙刷、刷牙用力过大、牙龈自身损伤、牙周病及牙周病的不当治疗等。

二、预防

预防牙本质敏感,首先必须改变或去除危险因素。建议:①建立餐后漱口的习惯;②减少酸性食物和饮料的摄入;③进食酸性食物和饮料后,不要即刻刷牙,间隔一段时间后再刷牙;④选择合格的牙刷、采用正确的刷牙方法,避免刷牙时用力过大;⑤有牙周病、夜磨牙症、牙齿过度磨耗等相关疾病的患者应及时诊治;⑥有内源性酸来源的患者,建议治疗全身疾病。

本章小结

口腔中除常见的龋病和牙周病之外还有口腔癌、错𬌗畸形以及牙本质敏感等需要重视的其他口腔疾病。通过对本章的学习,应在熟悉口腔癌、错𬌗畸形以及牙本质敏感基本情况的基础上,掌握其危险因素和预防措施,并应用于临床实践,其要点见表5-1。

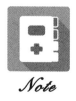

表 5-1　口腔癌、错𬌗畸形及牙本质敏感的危险因素及预防措施一览表

疾病概念	危险因素	预防措施
口腔癌是发生于口腔及其邻近解剖结构的恶性肿瘤的总称	1.行为因素:吸烟、饮酒、嚼槟榔 2.环境因素:光辐射、核辐射、其他环境因素(空气污染、水源污染、食品污染等) 3.生物因素:口腔感染与局部刺激、病毒感染与梅毒	1.口腔健康教育与口腔健康促进:减少与控制危险因素、提高公众对口腔癌警告标志的识别能力 2.定期口腔检查:定期到医院进行口腔检查、日常自我检查 3.制定控烟、限酒政策,采取防癌普查和检测措施 4.防止环境污染
错𬌗畸形是指在儿童生长发育过程中由于先天的遗传因素或后天的环境因素导致的牙、颌骨、颅面的畸形	1.遗传因素 2.环境因素:不良口腔习惯(吮指习惯、舌习惯、唇习惯、偏侧咀嚼习惯、咬物习惯、托腮及单侧枕物习惯、长期进软性食物习惯);口腔功能异常(吮吸功能异常、呼吸功能异常、吞咽功能异常) 3.外伤 4.龋齿	1.妊娠期的预防:孕妇要合理地选择和调配食物,保证营养充足;如有皮疹、内分泌失调或其他传染病,应及时诊治;要避免大量放射线的深部照射,同时要防止妊娠期和临产前的外伤 2.婴儿期的预防:提倡母乳喂养;人工哺乳时应注意婴儿的姿势、奶瓶的位置、人工奶嘴的开口和穿孔的大小;保持婴儿正确的睡眠姿势 3.儿童期的预防:积极开展宣传教育工作,使儿童、家长和教师了解正确的预防知识,纠正儿童的不良习惯;儿童的食物应有一定的硬度,以利于牙颌系统正常发育;早期预防龋病 4.替牙期的早期干预:当出现乳牙早失、恒牙早失、乳牙滞留、恒牙早萌、恒牙萌出顺序异常、上唇系带附着异常等时,应及早干预
牙本质敏感是指暴露的牙本质在外界刺激下所产生的酸痛症状	1.异常的咬合状况 2.牙刷、含较粗摩擦剂的牙膏对牙本质的磨损 3.外源性及内源性酸腐蚀 4.牙龈退缩	1.建立餐后漱口的习惯 2.减少酸性食物和饮料的摄入 3.进食酸性食物和饮料后,不要即刻刷牙,间隔一段时间后再刷牙 4.选择合格的牙刷、采用正确的刷牙方法,避免刷牙时用力过大 5.有牙周病、夜磨牙症、牙齿过度磨耗等相关疾病的患者应及时诊治 6.有内源性酸来源的患者,建议治疗全身疾病

能力检测

简答题

1.口腔癌常见的致病因素有哪些?

2.预防口腔癌的主要措施有哪些?

3.简述错𬌗畸形的病因。

4.简述牙本质敏感的预防措施。

(李凌枫)

在线答题

参考答案

Note

第六章　口腔保健实践中的感染与控制

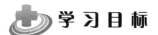

学习目标

1. 掌握：标准预防的原则与感染控制措施。

2. 熟悉：患者检查评估与防护、医务人员防护、环境防护、口腔器械设备的消毒与灭菌、临床废物处理等控制医源性感染的方法与特点。

3. 了解：口腔医疗保健中的感染、感染传播方式与途径及其特点。

情境导入

据报道，英格兰约 2.2 万名牙科患者因其牙医在感染控制环节处理不当，被敦促报告接受血液传染病病原微生物 HIV、乙肝和丙肝病毒的检测结果。请思考：

1. 口腔医源性感染及传播中有哪些主要的感染源？它们的传播途径是怎样的？

2. 在口腔保健实践中有哪些控制感染播散的方法？

第一节　口腔医源性感染及传播

医院感染是指发生在医院的一切感染，也称为医院内获得性感染。1980 年美国疾病控制中心（CDC）对其定义：医院感染是指住院患者发生的感染，而在其入院时尚未发生此感染也未处于感染的潜伏期。

为了预防和控制感染性疾病的传播，保障人民大众健康，原卫生部制定了一系列相关法律法规，如《消毒管理办法》《医院感染管理办法》《医疗机构口腔诊疗器械消毒技术操作规范》《医疗卫生机构医疗废物管理办法》等。现代的口腔疾病临床治疗较过去应当具备更为健康的工作环境，以便公众和专业人员都能从感染控制中获益。

一、口腔医疗保健中的感染

在口腔诊疗工作中由接触和空气传播的主要微生物与疾病如表 6-1 和表 6-2 所示。

表 6-1　经接触传播的微生物与疾病

病原微生物	疾病
乙肝病毒（hepatitis B virus，HBV）	病毒性肝炎
丙肝病毒（hepatitis C virus，HCV）	病毒性肝炎
丁肝病毒（hepatitis D virus，HDV）	病毒性肝炎

续表

病原微生物	疾病
单纯疱疹病毒Ⅰ型（herpes simplex virus Ⅰ）	疱疹
单纯疱疹病毒Ⅱ型（herpes simplex virus Ⅱ）	疱疹
人类免疫缺陷病毒（human immunodeficiency virus，HIV）	艾滋病
淋病奈瑟球菌（*Neisseria gonorrhoeae*）	淋病
梅毒螺旋体（*Treponema pallidum*）	梅毒
铜绿假单胞菌（*Pseudomonas aeruginosa*）	化脓性感染
金黄色/白色葡萄球菌（*Staphylococcus aureus/S. albus*）	化脓性感染
破伤风梭菌（*Clostridium tetani*）	破伤风

表 6-2　经空气传播的主要微生物与疾病

病原微生物	疾病
水痘病毒（varicella virus）	水痘
麻疹病毒（measles virus）	麻疹
风疹病毒（rubeola virus）	风疹
流行性腮腺炎病毒（mumps virus）	流行性腮腺炎
流感病毒（influenza virus）	流感
腺病毒（adenovirus）	呼吸道感染、肠炎
结核分枝杆菌（*Mycobacterium tuberculosis*）	结核病
化脓性链球菌（*Streptococcus pyogenes*）	化脓性感染

（一）HIV 携带与艾滋病

获得性免疫缺陷综合征（acquired immunodeficiency syndrome，AIDS）简称艾滋病，是指由人类免疫缺陷病毒（HIV）引起的一种全身性传染病。近年来我国 HIV 携带者及艾滋病患者已有显著增加，这意味着将有更多的病毒携带者或感染者来到口腔诊所就诊，而大多数的携带者在就诊之前并没有被及时检查出来。

1. 病毒现状　自从 1981 年在美国发现 HIV 以来，世界范围内已近 3000 万人受到感染，接近 1200 万人死亡。HIV 是一种感染人类免疫系统细胞的慢病毒，艾滋病是至今无有效疗法的致命性传染病。近年来艾滋病流行形势日趋严峻，HIV 携带者和病例报告人数呈明显上升趋势，而我国可能是未来 HIV 携带者及艾滋病患病者迅速增多的国家之一。

2. 传播途径　在口腔领域，主要有两种：一种是直接传播（通过接触患者的血液）；另一种是间接传播（主要通过污染的器械、飞溅到皮肤或黏膜上的血液以及气雾中的微生物）。以下途径一般不会传播，如握手、拥抱、接吻、游泳、蚊虫叮咬、咳嗽或打喷嚏等。

3. 高危人群　HIV 阳性人群中较大的一部分是同性恋及使用静脉注射毒品者，感染 HIV 异性恋的比例也正迅速增大。

4. 艾滋病的口腔常见病损　急性假膜性念珠菌病、疱疹性口炎、带状疱疹等；黏膜表现为发红的包块状突起，即卡波西肉瘤；口腔内尤其是舌侧缘出现白色斑块，表现为毛状白斑，抗角化治疗无效；快速进展型牙周炎、牙槽骨吸收等，并伴有其他如全身消瘦、发热等表现。以上这些特征是 HIV 感染早期最常见的特征。在临床上，口腔医生能最早发现并确定这种软组织损害是否与 HIV 感染有关，对 HIV 携带者的早期诊断、处理和治疗非常重要。

(二)乙型肝炎

乙型肝炎简称乙肝,是由乙型肝炎病毒(HBV)感染引起的以肝损害为主的传播广泛、严重危害人类健康的传染病,是导致急慢性肝炎、肝硬化和肝癌的主要原因,至今乙肝仍然是一个严重的卫生问题,其流行程度目前还在加深。

1.生物学行为 HBV是一种耐热的病毒,在95 ℃时需经5 min才能将其杀灭,在体外可生存数周,仅极少量的病毒就可以导致感染。普通的消毒剂对HBV无效,但其怕高热和强氧化剂,3%的漂白粉和0.2%的新洁尔灭能将其杀灭。

2.病毒来源 在血液和血制品中可以发现HBV,唾液、血液、痰液、母乳、眼泪、伤口分泌的液体、尿液、精液及阴道分泌物中都可以发现HBV。在美国,每年约12000名医务工作者感染上HBV。

3.传播途径 乙肝是血液传播性疾病,主要经血液传播、母婴传播及性传播,皮肤黏膜破损传播也有一定比例,HBV在口腔临床中的主要传播方式是接触传播,接触患者的血液、唾液、龈沟液以及接触被污染的环境都有可能导致感染疾病。

4.高危人群 乙肝高危人群有吸毒者、男同性恋和双性恋者。发病率高的人群还有经常接触血液或血制品的患者、医务人员等。

(三)结核病

结核病(tuberculosis)是指由结核分枝杆菌引起的慢性传染性疾病,结核分枝杆菌可以存在于痰液中,通过咳嗽、打喷嚏、大声说话等方式经鼻腔和口腔喷出体外,在空气中形成气雾或飞沫,较小的飞沫很快蒸发成为含有结核分枝杆菌的飞沫滴,长时间悬浮在空气中,通过飞沫滴或尘埃被健康人体吸入肺泡,引起感染。未注射过疫苗的医生接触开放型结核病患者有患病的危险,为了有效地控制感染,应推荐注射抗结核疫苗。

(四)梅毒

梅毒(syphilis)是指梅毒螺旋体感染引起的慢性传染病,该疾病的口腔病损因无痛而常常被忽略,疾病的传染源主要是接触感染者的血液。

口腔专业人员常因不戴手套接触患者口腔内黏膜或口腔周围皮肤以及原发和继发梅毒的黏膜病变导致感染。其传染过程可分为三期,初期梅毒的口腔病变为唇部等硬结、溃疡,其渗出物含有大量的梅毒螺旋体,传染性极强;二期为"黏膜斑",全身黏膜出现梅毒疹,全身淋巴结肿大;三期常为腭部坏死、溃疡甚至穿孔,病程长,破坏性大。

二、感染的传播方式与途径

在临床环境中,感染可在患者与医务人员之间传播,也可在患者与患者之间传播,或经被污染的物品传播。感染的传播需要经过三个环节:感染源、感染的传播途径、易感人群。

(一)感染源

感染源(source of infection)是指病原微生物生存、繁殖并可污染环境的宿主(人和动物)或场所,包括患者、病原携带者、动物传染源和某些带病原微生物的场所和物品。口腔医务人员对口腔操作中的感染传播应有足够多的认识才能达到有效控制感染的目的。

1.急性传染病患者 患者是最重要的感染源。病程各期和各型患者作为感染源的意义,与其是否排出病原微生物及其数量和频率有关。其中急性期是传染性最强的时期,急性传染病患者可排出病原微生物,作为感染源的意义重大。

2.潜伏期感染者 潜伏期是指不知道自己患病,但处于感染前驱症状期,病原微生物侵入机体至最早的临床症状出现之前的一段时期。有些疾病在潜伏期的末期可排出病原微生物。

口腔就诊患者如处于感染的潜伏阶段,就会看似健康,但实际上有传染性。因为难以区别,这部分人群是在口腔临床实践中应引起特别关注的危险人群。

3.病原携带者 无任何临床症状而能排出病原微生物的人。

(二)感染的传播途径

感染的传播途径是指病原微生物从感染源排出后,侵入新易感宿主前,在外界环境中所经历的全过程。口腔医务人员被感染主要可能发生于:①直接接触受感染的血液及分泌物或感染性病损。②接触含有感染病原微生物的飞沫微滴。③接触受污染的没有适当消毒的尖锐器械的边缘。

在口腔医疗保健工作中微生物的主要传播方式包括空气传播、接触传播和表面传播。

1.空气传播 空气传播是呼吸系统传染病传播的主要方式,主要是经由飞沫传播。飞沫对健康危险最大,含有大量病原微生物的飞沫在患者呼吸、打喷嚏、咳嗽时经口鼻排入环境,可浮游在空气中几分钟甚至几小时之久,小的飞沫可以通过暴露于此气雾的人们的上呼吸道的防护屏障而直达肺泡组织。因此口腔医生、助手和洁牙员进行治疗时应戴面罩,诊断室应有较好的通风,患者治疗前应漱口。

2.接触传播 通常分为直接传播和间接传播两种。

1)直接接触 在没有任何外界因素参与下,传染源与易感者直接接触而引起疾病的传播。口腔诊疗工作中主要的直接接触方式是直接接触血液或其他被血液污染的体液(主要是唾液),是引起血源性传染病直接传播的主要途径。例如,经术者手部伤口传播:术者不戴手套接触血液和唾液,若手部皮肤有伤口,可成为病原微生物的侵入口。

2)间接接触 易感者通过接触被分泌物或血液污染的医疗器械、设备和日常生活用品等而造成的传播。最常见的是病原微生物从感染源通过医护人员的手传给新宿主。危害最大的是未消毒或消毒不彻底的口腔器械设备。

3.表面传播 口腔诊疗过程中涡轮手机的高速旋转,超声波洁牙器产生的水雾等可混有患者的血液和唾液,可形成气溶胶污染周围的空气,另外被污染的水池、门把手等公共物品等,在有限的空间内也容易造成交叉感染。

(三)易感人群

易感人群是指对某些疾病缺乏免疫力的人群。很多因素可以影响人对病原微生物的敏感水平,而增加感染的危险性和严重性。

第二节 感染的控制方法

国家卫生健康委员会要求口腔诊疗器械的消毒工作必须严格遵照口腔诊疗器械消毒的基本要求,控制感染应遵循标准预防的原则。标准预防是将普通预防和体内物质隔离的许多特点进行综合,认定患者的血液、体液、分泌物、排泄物均具有传染性,需进行隔离,不论是否有明显的血迹污染,是否接触非完整的皮肤和黏膜,接触上述物质者必须采取防护措施。针对存在的感染危险和病原载体的性质,采取相应的策略:①所有感染者必须进行检查、筛选与评价。②口腔医务人员必须进行个人防护。③采用无菌技术。④应用消毒剂进行各种消毒处理。

控制感染的具体方法:①患者检查评估与防护。②医务人员防护。③环境防护。④口腔器械设备的消毒与灭菌。⑤临床废物处理等。

一、患者检查评估与防护

(一)患者检查评估

1. 采集病史 口腔医生主要是通过对口腔患者进行检查和问诊来采集患者病史,一般包括过去史、外科情况、住院情况、注射情况,特别是现病史、过敏史等,主要了解患者的感染性疾病(包括艾滋病、乙肝、丙肝、结核病、麻疹、呼吸道疾病、淋病、梅毒等)史,以采取相应的措施进行预防。应特别注意有无艾滋病的感染迹象,如不明原因的发热、盗汗、体重下降、不易治愈的感染、软组织损害、不能解释的淋巴结病以及长期慢性腹泻等。

2. 社会史 鉴定是否是感染性疾病的高危人群,如男性同性恋者、静脉毒品注射者、感染HIV 母亲的子女、与感染者接触的异性等。

3. 口腔软组织检查 针对感染性疾病的患者早期口腔损害进行识别,并对病毒携带者做出诊断。

(二)患者防护

口腔医务工作者在口腔诊疗活动中需要取得患者的配合,并且指导患者在治疗过程中采取防护措施,减少在诊疗活动中传染源在患者之间以及医患之间的传播。

1. 治疗前 首先在治疗前患者应自行刷牙,清除牙齿间的食物残渣和软垢,也可以用抗生素漱口水含漱,以减少口腔内的菌群数量,如有必要可先行洁治。

2. 治疗中 在治疗期间,给患者提供胸巾和眼罩,保护患者,减少飞沫落在患者的身体上或者眼睛里的机会,指导患者将唾液和涡轮手机产生的水吐在固定的痰盂中,集中消毒。患者不要接触周围的器械装置。

3. 治疗后 尽量避免患者将污染物带出诊室,清理完毕后再出诊室。

二、医务人员防护

口腔医务人员在长期的诊疗活动中,直接接受来自各种传染源的威胁,因此,防止交叉感染对于医务人员及患者的个人保护尤为重要。采用良好防护屏障技术进行自我保护,可有效地减少医务人员身体接触到的病原微生物数量,减少交叉感染。

(一)个人防护屏障

手套、口罩、防护眼镜和工作服,是医务人员为了预防和控制感染应穿戴的自我保护用品,是控制感染的基本需求,也是预防和控制感染的第一道屏障,对接触血液及血液污染唾液的口腔医务人员能起到屏障保护作用。

1. 手套 在所有可能接触到唾液、血液以及黏膜表面的检查及诊疗活动中,均应戴手套。所使用的手套为一次性手套,使用后应按医疗废物丢弃。

1)乳胶手套 未经消毒的乳胶手套主要用于口腔门诊常规的检查、治疗、照相以及技工室工作等中。如果皮肤有破损,则可用双层手套增强安全防护,并可减少针刺的危险,但灵巧性会受到一定影响。内置的滑石粉可能损伤皮肤,且可引起一些个体的严重过敏现象。

2)乙烯基手套 个别医护人员可能会对乳胶手套过敏,是一种接触性皮炎,乙烯基手套适用于乳胶手套过敏者;或诊疗期间必须离开患者,如打电话或外出检查其他患者时,戴在原有手套上。

3)外科消毒手套 无菌手套,主要在进行外科和牙周手术时使用。适用于各种外科手术、牙周手术等大量接触血液的手术操作时。

手套只有在完整无损时才是有效的,如果发现手套破损,必须立即更换。即使戴上手套,有时候污染仍可发生,如手套老化或是破损没有及时发现及时更换,或者是尖锐器械划破手套等时,因此手套应与洗手相辅助而不能代替洗手。

2. 口罩 口罩可以保护面部不受碎片污染和防止吸入污染的飞沫。戴口罩时应完全覆盖整个鼻部和嘴部。整个诊疗过程中医生必须全程戴口罩。接诊每个患者都应使用新的口罩,在诊疗过程中,不能用手套接触口罩,治疗结束后先脱手套再摘口罩。口罩一旦潮湿或污染,必须及时更换,因为湿润的口罩防护能力下降,最有效的口罩在高湿度的环境下也只能用一小时,普通口罩湿润之后继续戴不仅不舒服,而且细菌可通过湿润处侵入口罩。

知识链接 6-1

3. 防护眼镜 在口腔诊疗活动中使用高速手机或超声波洁牙器、水气枪产生的一些微粒或碎屑,血液及唾液滴等污染物容易导致医护人员的眼睛受到伤害或感染。戴防护眼镜不仅可以防止出现锐器导致的眼部损伤,也可以防止飞沫、碎屑带来的危害。

4. 工作服 医务人员在诊疗活动中使用工作服和工作帽可以提供有效的保护,推荐穿长袖工作服,清洗时使用强洗涤剂在 80 ℃下洗 10 min,每日更换。衣服一旦被血液、分泌物等污染应立即更换。

5. 其他减少感染危险的预防措施 如治疗前刷牙,使用 2% 的葡萄糖酸氯己定溶液漱口,强吸,使用橡皮障等。

(二)尖锐器械的使用

在口腔诊疗工作中有很多易引起损伤的尖锐器械,包括注射针头、治疗用的车针、根管治疗用扩大针、根管锉、钢丝、牙周治疗器械、玻璃器皿等。

尖锐器械在使用中应小心防范,避免刺伤。

知识链接 6-2

三、环境防护

(一)环境消毒

1. 空气消毒 为了减少口腔诊室的细菌污染,在条件允许的情况下应进行通风换气,并定期对诊室内空气进行净化,清扫地面要湿式打扫,减少灰尘飞扬。

诊室空气消毒方法:①紫外线消毒:选用产生较高浓度臭氧的紫外线灯管,用于地面消毒时放置应不高于地面 2 m,用于物体表面消毒时放置应不高于物体表面 1 m,要保持室内清洁、干燥,消毒时间从灯亮 5 min 后开始计时,时间 0.5～1 h。②化学消毒剂或中草药消毒剂喷雾或熏蒸。常用的有0.5%～1.0%的过氧乙酸水溶液熏蒸,或3.0%过氧化氢喷雾。常用的消毒剂保质期为24个月,使用中应注意消毒剂必须在有效期内,消毒过程中室内不能有人。

2. 地面消毒 地面在没有明显污染的情况下,每日1～2次湿式清扫,可用清水或含有2%～5%的来苏水或0.2%的漂白粉清扫地面。当地面受到病原菌污染时可用5.25%次氯酸钠溶液或0.2%过氧乙酸溶液拖地或喷洒地面。

3. 墙面消毒 墙面一般情况下不容易被污染,不需要进行常规消毒。如受到病原菌污染时,可用化学消毒剂喷洒或擦洗。

4. 其他区域 非处置区:如接待处,每天使用清洁剂去除灰尘擦洗。处置患者区:每月使用长效消毒剂清洁抽屉及柜子;每周清洁表面区如柜子侧面;每日清洁工作台柜子前面、治疗椅表面、地板、洗手槽及痰盂等。

(二)屏障防护

诊疗过程中有可能接触到的设备或物体表面须使用屏障防护技术覆盖,或者是治疗结束后进行清洁。屏障防护技术是一种物理性的防护技术,是指用一次性使用的塑料纸或塑料套覆盖治疗室那些经常接触、难以清洁和消毒的部位,来减少诊疗室工作区表面的污染。每位患者更换一次,这些部位主要有治疗台的台面,牙椅控制板,一些把手、机头、机身、靠背等。如无条件可进行清洁消毒,保持物体表面的清洁。

Note

四、口腔器械设备的消毒与灭菌

（一）口腔器械设备的消毒

1.口腔器械的消毒 消毒可规定为杀灭微生物,但不一定杀灭细菌芽孢。根据各种消毒剂的不同特点与污染程度,可把消毒用化学物品分为三类:①高效消毒剂:与杀芽孢药类似,能使细菌芽孢失活,还可杀灭其他微生物。②中效消毒剂:不能使细菌芽孢失活,但能杀灭其他微生物,特别是结核分枝杆菌。③低效消毒剂:抗微生物范围最窄。

1)戊二醛 无色或浅黄色油状液体,可按任何比例溶于水和醇,水溶液呈酸性(pH 4～5),较稳定。对橡胶、塑料、透镜及结合剂、金属器械等多数物品无腐蚀性。推荐使用2%水溶液浸泡消毒,穿透力强,具有广谱、高效、快速杀菌特点。

2)含氯的配方 ①次氯酸钠溶液:白色或无色液体,属强氧化剂,杀菌作用快但不稳定,可用于表面消毒。副作用为对眼睛和皮肤、黏膜有刺激,且对金属(特别是铝)有腐蚀作用,使衣物脱色。②亚氯酸和二氧化氯:将氯化钠和有机酸结合产生,为强消毒剂,可喷擦表面,长期反复使用可导致一些金属表面氧化。

3)酚类(合成酚) 对细菌、病毒等都有杀灭作用,但对芽孢无此作用。用作表面和浸泡消毒时,需有10 min的接触时间,应每日新鲜配制,无臭,但可能损坏塑料和橡皮,对皮肤、眼睛有刺激。

4)碘伏 碘是以表面活性剂为载体的不定型络合物,是一种有机复合物,用作表面消毒或浸泡,对大多数微生物有效,包括结核分枝杆菌、HBV。碘伏常用于外科手术前的皮肤、黏膜以及医疗器械、玻璃制品的消毒。缺点在于对皮肤有染色或刺激,混合溶液时应使用手套、防护眼镜和工作服。

5)酒精 不推荐用于表面和浸泡消毒,因其对细菌芽孢无效,抗病毒活力参差不齐,挥发快,残留作用小,有机物容易使其失去活力。但是,其结合低浓度的合成酚可用于表面消毒或预清洁。

2.口腔设备的消毒

(1)综合治疗机、牙科用椅、电源开关、吸唾器、水气外接管等外表面可用表面消毒剂清洁消毒。早上接诊前先进行清洁消毒。每天治疗结束后,再次清洁消毒设备表面。还可考虑使用可处置的屏障,如铝箔、塑料板、塑料袋或塑料布等将其覆盖,对与患者高频接触的区域,要在两位患者治疗间隙进行清洁消毒。

(2)供水污染是牙科治疗实践中的常见问题,供水污染来自三个方面:老式治疗台的回流使污染进入供水系统;水气枪、高速机头、洁牙器使用时内部污染,这些设备的被动回吸又导致了供水污染;已经存在于自来水中的细菌污染。建议在治疗每一位患者前冲洗水路20～30 s,同时要使用单独的供水系统,并且进行下水系统排污,进行回水消毒后再排入下水系统。牙科系统供水消毒可以减少牙科系统的水供应污染,一般使用戊二醛及游离氯。

(3)水气枪使用后通常被污染,严重的污染发生在气枪的尖端。新型水气枪设有防回流装置并可高温消毒,如无条件,可使用经消毒的水枪头并彻底清洁和消毒手柄。

(4)超声波洁牙器的工作头使用后污染很严重,每次使用后应清洁消毒。现已制造可高温消毒的工作头,但不可能消毒超声波洁牙器。工作头应能拆卸、清洁和消毒,手柄应彻底消毒。

(5)空气压缩机用于牙科工作供给清洁不含油污、微粒、水汽、臭味的气体。为了使进入气枪及高速涡轮手机的空气净化,应安装质量高、有活性炭成分的气体过滤器,并定期更换过滤芯。

（二）口腔器械的灭菌

口腔器械种类繁多,并且在诊疗过程中容易受到患者的血液、唾液等的污染,尤其是高速涡轮手机内部结构精细,污染物容易残留不易彻底清洁消毒,为了达到安全地使用口腔器械的目的,口腔器械都必须经过灭菌处理,这一过程分为四个阶段:①灭菌前预清洁。②器械包裹。③灭菌。④无菌保存。

1.灭菌前预清洁 口腔医疗器械一经使用应立即清洗,如不能及时清洗,应浸泡在有洗涤剂或有消毒剂的溶液中,因为干燥的器械上的残渣很难清除彻底,也很难彻底消毒灭菌。

清洗方法有三种:①手工清洗:全手工清洗,清洗人员要注意自身的防护。②清洗机清洗:自动化专用清洗设备,需要使用清洁剂。③超声波清洗:结构复杂、不易清洁的器械应采用此种方法进行清洗。清洗时应使用厚橡皮手套,戴眼镜和面罩,穿塑料围裙。

2.器械包裹 清洗过的器械要用消毒的洁净的纱布或毛巾擦拭干净上面的水渍,有缝隙的部位要尽量张开擦拭。器械包裹的要点如下:①开放的托盘系统封闭在可见的灭菌袋内。②带盖的有孔托盘用无菌纸包装。③单件包装的物品用专用灭菌袋。

包装要封口严密,易于打开,每件包裹好的物品都应用变色指示条封闭,当达到设定的时间与温度时即变色。包装外应贴好标签日期与内容物名称,标注好消毒日期和失效期,医用的塑封机要每日检查包装参数的准确性和封闭的完好性。

3.灭菌 口腔科常用灭菌方法:①高压蒸汽灭菌法。②化学熏蒸灭菌法。③干热灭菌法。其优缺点如下所述。

1)高压蒸汽灭菌法 口腔科使用的最安全、有效、快速的灭菌方法,用于口腔器械灭菌安全系数最大。它是在高温下使用湿热,在高压下通过饱和蒸汽完成灭菌过程,能有效破坏细菌及芽孢,大多数口腔器械可应用此种方法进行消毒灭菌,如优质不锈钢器械、耐高温消毒手机、布类、玻璃杯,大吸唾管、包扎的器械以及耐热塑料器械等。其缺点是对碳金属器械有腐蚀作用,灭菌时可使用无毒润滑油以减少对该类器械的腐蚀。有些不耐高温高压的器械不能使用本方法进行灭菌,如针头,油类、酚类、蜡类物品等。

2)化学熏蒸灭菌法 利用低湿蒸汽或同时导入化学气体进行消毒的一种方法,常用试剂有甲醛、乙基甲基酮等。化学熏蒸灭菌法的优点:消毒时间短,器械不会钝、生锈、腐蚀;器械在灭菌后即干燥。适合消毒所有牙科手用器械、各种车针、正畸钢丝及托槽等。缺点首先是消毒时要求通风良好,要能排出化学气体;其次是需要花费额外的费用购买溶液。

3)干热灭菌法 高温干燥状况下可杀灭所有微生物,是一种有效的灭菌方法,未包装的器械在160~170 ℃需灭菌1 h,包扎的则需更长时间灭菌,故不适合于频繁临床周转的口腔器械。适用于容易生锈或失去光泽的金属器械,不适用于橡胶与塑料类物品。

4)灭菌效果监测 各种因素如装载、包扎、维持清洁温度、暴露时间等都可影响灭菌的效果,进行灭菌效果监测是完美消毒灭菌过程不可少的步骤。常用的监测方法如下。

(1)物理监测法:测试灭菌的温度、湿度、压力是否达到规定标准。

(2)化学指示剂监测法:用化学物质在加热状态下可以发生色泽、形态的改变来测试效果的一种辅助监测办法。按厂家的推荐使用管或条做监测,容易早期发现问题。指示剂可指示温度的改变,更高级的指示剂对温度和时间都能显示。

(3)生物指示剂监测法:每周使用,用于检测高温高压灭菌器的效果,可确定芽孢的实际杀灭情况和灭菌过程,指示剂上设有阳性和阴性的对照。

4.无菌保存 灭菌后的器械,应存放在无菌器械柜内,防潮湿发霉,柜内安装紫外线灯管,每日照射1 h,灭菌器械有效期为7日,一经打开,有效期不超过4 h。

五、临床废物处理

(一)规章制度

我国各地卫生机构对口腔医院及诊所的废物处理有明文规定,由专门的医用垃圾处理机构进行无害化处理,要求废物应装进可封闭的无缝口袋内回收。

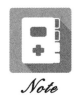

Note

（二）临床废物处理

1.感染性垃圾　包括手套、线头、纱布、棉球、手术物品的外包装、注射器等。将处理后的物品放入专用包装袋，双层包装，注明日期、种类。

2.损伤性垃圾　一次性针头、缝合针、玻璃瓶等锐利物品，放入特制的一次性锐器盒内，封闭后，贴上标签。

3.化学性垃圾　包括戊二醛、甲醛、高锰酸钾、酶洗剂等。用后装入原有的瓶子及窗口内，拧紧盖子，放入双层污物袋中，贴上标签。

4.病理性垃圾　包括切除的组织、拔除的牙齿等，处理方法同感染性垃圾。

5.药物性垃圾　过期淘汰的药物，变质、被污染的废弃药物等。处理方法同化学性垃圾。

在口腔诊疗过程中产生的所有垃圾应安全运送至规定的地点，统一回收，统一无害化处理，以免造成二次污染。

本章小结

在口腔保健实践中，只有加强科学化、制度化、标准化的医院感染控制管理，强化口腔科医务人员器械消毒灭菌意识，明确口腔器械消毒灭菌程序，做到口腔器械一用一消毒灭菌，同时重视医务人员的自身防护，才能积极主动地做好标准预防工作，避免交叉感染现象的发生。

能力检测

填空题

1.感染的传播需要经过三个环节：_____、_____、_____。

2.口腔医务人员可采用防护屏障技术进行自我保护，包括_____、_____、_____和_____。

3.口腔器械为了达到安全使用的目的，都必须经过灭菌处理，这一过程分为_____、_____、_____和_____四个阶段。

4.口腔科常用灭菌方法有_____、_____、_____。

5.常用灭菌效果的监测方法有_____、_____、_____。

简答题

1.口腔医疗保健中感染的传播途径有哪些？

2.口腔医务人员在诊疗活动中，有哪些个人防护措施？

3.口腔科常用的灭菌方法有哪些？

（伍廷芸）

参考答案

第七章 社区口腔卫生服务

学习目标

1. 掌握:初级卫生保健的原则及内容。
2. 熟悉:社区与社区卫生服务的概念。
3. 了解:社区口腔卫生项目管理基本程序。

WHO 全球口腔数据库(Global Oral Data Bank,GODB)汇集了近几十年来各国口腔健康流行病学资料。分析显示:许多高度工业化国家,由于重视了以预防为重点的群体口腔公共卫生项目,人群口腔健康状况有了明显改善,儿童患龋率明显下降,牙周病状况也趋于稳定或者患病率在逐步下降;而许多发展中国家,尤其是那些至今尚未开展口腔预防项目的社区,人们口腔健康状况日趋恶化。因此需要重视口腔预防卫生事业发展,通过口腔健康教育与促进、自我口腔保健、社会防护措施与社区口腔保健服务,实现人人享有初级口腔卫生保健。

第一节 概 述

一、社区

德国学者 F. Tonnies 于 1987 年在《社区与社会》一文中将社区(community)描绘成由同质人口组成的关系紧密、守望相助、疾病相托、富有人情味的社会群体。我国社会学家费孝通则把社区规定为若干社会群体或社会组织聚集在某一地域里所形成的一个生活上相互关联的大集体。WHO 也曾提出过社区的概念:一个有代表性的社区,人口数在 10 万~30 万,面积在 5000~50000 km^2。

知识链接 7-1

社区比较完整的含义是一种功能相互联系的人类社会群体,他们在某一特定时期生活在某一特定地区,处于相同的社会结构里,有基本一致的文化传统和价值观念,如同一个具有相对独立和一定自治性的社会实体。

二、社区卫生服务

社区卫生服务是指以社区人群和家庭为基础提供的医疗卫生保健服务,超越传统意义的医疗服务范畴,融入了许多社会服务措施。社区卫生服务是社区建设的重要组成部分,是在政府领导、社区参与、上级卫生机构指导下,以全科医生为骨干,基层卫生机构为主体,合理使用社区资源和适宜技术,以人的健康为中心、家庭为单位、社区为范围、需求为导向,以老年人、妇女儿童、残疾人、贫困居民等为服务重点,以解决社区主要卫生问题、满足基本卫生服务需求为

Note

目的,融预防、保健、医疗、康复、健康教育、计划生育技术服务功能等一体的,有效、经济、方便、综合、连续的基层卫生服务。

三、社区口腔卫生服务

社区口腔卫生服务是以社区人群为对象,以口腔健康为中心,融预防、保健、医疗、康复、健康教育等服务为一体的综合服务模式。它是以社区人群的口腔健康状况的改善和口腔健康水平的提高为目的,依托社区卫生服务体系、为社区居民提供的最基本的口腔卫生保健服务,是社区卫生服务的一个重要组成部分。社区口腔卫生服务与口腔临床医疗服务有显著的区别(表7-1)。

表7-1　社区口腔卫生服务与口腔临床医疗服务的区别

项目	社区	临床
关系	专业团队对社区人群	个人对个人
重点	预防	治疗
方法	社会与流行病学调查、统计、分析	采集病史、口腔检查、诊断
措施	公共预防与干预	个别处理
人员	专业人员与非专业人员	医生与辅助人员
目标	提高群体口腔健康水平	恢复个别患者口腔健康与功能
投入	以尽可能少的花费获得尽可能大的社会效益	花费昂贵、社会效益最小
理念	人人平等、人人健康	难以达到社会平等的要求
态度	人人主动参加、全社会参与	个别被动参与

四、社区口腔卫生服务任务

(1)提供基本的口腔卫生服务,满足社区居民日益增长的口腔卫生服务要求。

(2)提高人群口腔健康水平,改善居民生命质量。

(3)保证区域卫生规划的实施,保证医疗卫生体制改革和城镇职工基本医疗保险制度改革的实施。

(4)完善社区口腔卫生服务机构功能。

(5)营造口腔健康社区。

五、社区口腔卫生服务内容

社区口腔卫生服务涉及社区口腔健康教育、口腔预防、口腔医疗、口腔保健、口腔康复等初级口腔卫生保健的内容。

1. 社区口腔健康教育　口腔健康教育是促进社区居民口腔健康、预防和控制口腔疾病最实用、有效的途径。针对口腔疾病的主要危险因素,开展多种形式的口腔健康教育,并将其融入社区口腔卫生服务的各项工作中,促使社区居民建立和形成有益于口腔健康的行为和生活方式。社区口腔健康教育的内容包括龋病、牙周病的病因及其预防,氟化物的正确使用,窝沟封闭防龋技术,乳牙的保护,青少年牙列畸形的危害及早期治疗,孕产期口腔卫生保健,牙刷、牙膏的选择,饮食与健康,吸烟与嚼槟榔的危害等。

2. 社区口腔预防　坚持三级预防策略,以"预防为主,防治结合"为原则,注意公共卫生与个体口腔疾病预防相结合,结合各社区的特点因地制宜开展预防工作。社区口腔预防要以社区口腔医生为骨干与其他社区卫生人员相互协作,共同完成。社区口腔卫生开展的技术主要包括窝沟封闭、局部用氟、预防性树脂充填、洁牙等。

3.社区口腔医疗 社区口腔医疗是由社区口腔医生为社区居民提供基本的口腔医疗服务，以门诊为主要形式。主要包括以下内容。

（1）提供口腔常见病、多发病的基本诊疗服务。

（2）开展社区卫生服务站与大医院间的"社区首诊制"和"双向转诊制"。社区卫生服务站机构有对服务区人群首诊的权利，当遇到不能确诊的病症或缺少治疗该病的医疗设施时，应及时向患者推荐或将其送至定点的大医院就诊。社区卫生服务站与大型综合医院口腔科之间建立双向转诊服务机制，保证患者能够得到连续的口腔医疗服务，实现双向转诊和会诊。

（3）坚持"微笑服务"原则，提供电话预约、家庭出诊、特需服务等，为居民建立口腔健康档案，掌握居民及家庭的口腔健康背景资料。

4.社区口腔保健 狭义的口腔保健是指保护口腔健康，广义的口腔保健则包括了口腔疾病的预防、治疗、康复及增进口腔健康等内容。这里主要是指狭义的口腔保健。保护居民口腔健康是社区口腔卫生服务的重要目标。通过社区口腔保健可以增强人们的口腔保健意识，提高自我口腔保健能力，进而提高社区人群的口腔健康水平，达到预防口腔疾病、促进口腔健康的目的。

5.社区口腔康复 社区口腔康复主要是针对社区中的老年人、残疾人等特殊人群进行的康复治疗。内容包括了解社区特定人群的口腔卫生保健情况和康复需要，指导他们进行口腔保健，增强他们的口腔保健意识，提高他们的自我口腔保健能力，同时提供洁治、牙列缺失与缺损的修复、功能康复和咨询服务等。

6.社区口腔卫生信息管理 制定社区口腔卫生服务信息的收集、整理、统计、分析和报告制度，建立口腔健康数据库，加强对口腔常见病及其危险因素的监测与控制。

第二节　社区口腔卫生项目管理基本程序

社区口腔卫生项目要符合必要性、安全性、有效性、可行性和成本效益的原则。在社区环境和资源允许的条件下，为提高社区居民口腔健康水平提供必需的社区口腔卫生服务，制订社区口腔卫生服务计划，以便更好地管理和控制社区口腔卫生项目的实施。

一、社区口腔卫生服务计划的制订

1.明确社区所面临的口腔卫生问题 采用定性研究的方法首先明确社区所面临的口腔卫生问题，其次采用定量调查研究方法进一步明确，最后根据重要性、紧迫性、可干预性、效益性和资源可得性的原则确定应该优先解决的主要口腔卫生问题。

2.确定目标 在明确社区面临的及优先需要解决的口腔卫生问题的基础上，根据重点问题确定目标。项目目标必须准确、清楚，让所有项目相关人员了解并理解，包括内容、起点、结果、效果、开始和完成时间。目标应着眼于项目目的，具体确定目标的方法不详述。例如，为降低儿童患龋率，要在学校儿童中启动局部用氟项目，时间为某年某月至某年某月。

3.制订工作计划 目标确定后，需制订实现目标的工作计划。一方面为执行者提供指导，另一方面为监督、评价提供依据。工作计划的制订分为总体计划和专项计划两部分。总体计划是各专项计划的合成，是为了指导项目的总体实施和控制，有利于按顺序实施和协调。而专项计划则是每一部分的内容，是更具体、详细的安排。比如，某口腔疾病防治项目总体计划中，提出对参与项目的人员要进行培训，那么在专项计划中，就要对人员培训的数量、来源、资质、内容、指标、考核办法、时间安排、经费等方面制订出专项计划书。

应该注意的是,制订计划一定要紧扣目标;尽可能详细;尽量获取各方面信息,综合全方面考虑;项目各成员都要参与到计划的制订过程中,以免各环节与实际脱节,对可能出现的问题一定要考虑周全。

二、社区口腔卫生服务计划的实施

1. 制订计划实施的日程表 在进行项目过程评估时,日程表是一个重要依据。日程表应包括各项活动所需要的时间、地点、内容、实施人员、经费预算、特殊要求等。在实施社区口腔卫生服务计划之前,应先制订完成计划的日程表并按该项目日程表完成各项工作。在制订实施日程表时,重点是时间安排和经费预算。

2. 培训实施计划的现场工作人员 对实施计划的现场工作人员进行系统的培训,是保证社区口腔卫生服务质量的关键,关系到社区卫生服务计划实施的成败。

培训内容:口腔卫生服务所涉及的专业和相关知识、干预方法的专业技能训练、指标的测量与评估等。应特别注意对各种指标含义、指标测量的方法和技术的培训,要选择最佳的培训方式、时间、地点、师资、资料。

3. 配备实施计划所需要的设备及材料 项目实施前应落实所需的各种仪器、设备和材料。根据实际情况,尽可能地利用社区内现有卫生资源,包括人力资源和仪器设备。

4. 控制实施质量 为保证质量,应对整个实施过程进行质量监督和评估。尽可能统一标准,减少误差。在实施过程中不断发现问题并解决问题。同时加强质量控制、组织、管理和监督,及时进行阶段性评估,必要时调整实施计划。在实施过程中注意以下几点。

(1)实际操作要足够灵活,在总的计划框架内,根据社区新出现的情况做出相应调整。

(2)将社区口腔卫生服务计划融入当地的社会生活中,加强社区参与性,获取更多的社区资源。

(3)采用的措施应简单、实用。社区口腔保健最实用的技术是有效刷牙、使用保健牙刷和含氟牙膏、减少吃甜食次数、定期接受口腔检查等。社区大多数人可以参与,使信息的传播及人员的培训变得容易,提高社区资源的利用率。

(4)动员全社区成员积极参与,充分发挥口腔专业人员的作用,让其与社区居民建立良好关系。

三、社区口腔卫生服务计划的评估

为了了解社区口腔卫生服务计划的进展及客观效果,寻找差距,进一步改进和完善计划,使社区口腔卫生服务的各项活动更切合实际,更好地为社区居民服务,在计划实施结束后,要进行全面的评估。评估的内容包括以下几个方面。

1. 适宜程度 评估计划和措施是否可行,是否符合国家的卫生政策,是否符合国家和本地区的经济状况和发展趋势,是否适应社区居民的口腔卫生服务需求,计划的实施与目标之间是否有必然的联系。

2. 足够程度 计划是否具体,是否能够满足社区内居民需求,社区卫生资源的利用是否充足和适当,各项计划是否确定了明确的具体指标,采用哪些途径可以实现这些指标,其可行性如何等。

3. 进度 将社区口腔卫生服务计划的实施状况与原定计划进行比较,检查是否按计划实施,分析存在的问题,及时反馈和解决。

4. 效率 检查实施计划所取得的成果与所花费的人力、物力、财力、技术支持以及时间是否匹配,能否以更经济、更有效的途径来获得同样的结果。其目的在于改进实施工作,节省卫生资源。

5. 效果 评估实施后所达预定目标和指标的实际程度。效果目标所达程度应采用数字表示,以对成果进行定量分析。评估应全面、系统地检查、反映社区口腔卫生服务计划实施效果的各方面,除评估所达的结果外,还应评估居民满意度、成本效果和成本效益等。

6. 影响 评估计划实施后对提高社区人群口腔健康水平和促进社会经济发展做出的长期贡献和产生的影响。

第三节 口腔卫生保健的策略

早在 20 世纪 50—70 年代,国际上就开始注意到社会因素对健康和疾病的影响,并开始研究基本卫生服务。1978 年在阿拉木图召开的国际初级卫生保健会议上提出了初级卫生保健(primary health care,PHC)。它明确指出:初级卫生保健是建立在实际可行、科学上可靠、社会上能接受的方法和技术的基础之上的一种基本卫生保健,是在自力更生和自觉精神指导下,通过人们的全面参与,使社会、个人与家庭都能普遍得到,其费用又能为社会和国家所承担,并能维持其发展的一种卫生保健。因此,2000 年人人享有卫生保健的战略思想开始形成。

一、初级卫生保健

初级卫生保健是指最基本的、人人都能得到的、体现社会平等权利的、人民群众和政府都能负担得起的卫生保健服务。初级卫生保健的原则:①平等分配。②社会参与。③重点在预防。④适宜技术。⑤多部门合作。

二、初级口腔卫生保健

1. 基本概念 初级口腔卫生保健是在实际可行、科学可靠、为社会与群众所要求和接受、在个人积极参加和社会参与的基础上,以自我保健贯穿于其发展的各个阶段,通过社区口腔卫生工作者的实践,提供最基本的口腔卫生保健服务,使全体社区成员都享有的一种基本卫生保健。

2. 基本内容

(1)口腔健康教育与促进:针对社区群众普遍存在的口腔卫生问题,进行教育与具体指导,并且广泛动员全社会以及社区每个成员积极关注与投入。

(2)食品选择与营养指导:正确指导并适当限制糖类食品消耗,选择有益于牙齿与口腔健康的食物。

(3)倡导有益于口腔健康的行为习惯与生活方式,如戒除烟酒嗜好、纠正不良习惯等。

(4)适当调节饮水含氟量。

(5)妇幼口腔保健。

(6)常见口腔病伤的适当处理。

(7)提供基本口腔保健用品。

(8)在工作与生活场所防止环境受污染,以利于牙齿健康。

(9)建立口腔保健卡,定期为群众进行口腔健康检查,并安排就近就医,及时治疗。

3. 不同水平的初级口腔卫生保健 虽然初级口腔卫生保健有其最基本的内容,但并不一定都在同一水平上,而是可以根据不同国家和地区的不同社会经济发展水平,不同的资源状况与疾病发病状况,以及群众的需求程度而变通的。根据目前我国各地区的不同情况,大致可以把初级口腔卫生保健分为三个层次。

1)口腔健康教育、促进与保护

(1)提供口腔卫生与保健信息及口腔卫生指导,包括知识技能与实践。

(2)自我口腔保健技术示范。

(3)个人营养、饮食习惯与食品选择咨询与指导。

(4)个人口腔卫生实践、卫生习惯与生活方式。

(5)适当补充氟化物(高氟地区除外)。

(6)糖消耗量、次数与消耗方式指导。

(7)提供基本口腔保健状况。

(8)监测口腔疾病发病状况。

2)口腔检查、早期诊断与即刻处理

(1)龋齿与牙周病定期检查、记录与报告。

(2)去除牙石。

(3)窝沟封闭预防殆面龋。

(4)预防性充填。

(5)早期龋简单处理(充填等)。

(6)局部应用氟化物(涂氟、氟凝胶等)。

3)症状保健

(1)缓解疼痛(机械或药物方法)。

(2)简单急诊处理。

(3)拔除三度松动牙。

(4)安排转诊治疗。

第四节　社区口腔卫生服务与初级口腔卫生保健的关系

初级口腔卫生保健的目的是向社区全体居民提供必不可少的口腔卫生服务,以保持和提高群体的口腔健康水平。

初级口腔卫生保健是初级卫生保健的一个重要组成部分,与初级卫生保健的基本内容有密切的内在联系。不论是发达国家还是发展中国家,都试图以初级卫生保健为途径,把口腔卫生保健的基本内容纳入初级卫生保健轨道,并通过培训适当的人员来承担初级口腔卫生保健的工作任务。例如在泰国、印度、叙利亚等发展中国家,在新西兰、瑞典、新加坡等工业化国家,都采用村卫生室、校医室等形式,由经过培训的志愿人员、学校教师、卫生人员、牙科护士、治疗员或卫生士承担健康教育,提供预防措施,承担为人员定期检查、洁治以及适当的治疗任务。

初级口腔卫生保健机构是整个国家或地区口腔卫生保健系统与个人家庭和社会直接接触与广泛联系的前沿阵地,也是能最大限度地深入社区群众生活与工作的场所,初级口腔卫生保健是群众最容易得到的一种基本口腔卫生保健。它面向社会、面向全民、具有最大的人口覆盖面。

但是,初级口腔卫生保健的限度是显而易见的,它不能独立存在,或者说不能孤立地开展活动,只能是整个国家卫生与社区系统的一部分。初级口腔卫生保健的成功与否,不仅要看它是否建立,已存在或者已在行使其职能,还要看整个卫生系统其他机构,包括口腔卫生保健系统,也就是上级行政与技术部门对它的支持是否充分和足够,是否能较好地解决初级口腔卫生保健所无力解决的较为复杂的问题。因为小部分群众的口腔健康状况恶劣,疾病比较严重,需要比较复杂的口腔医疗和康复保健服务。较高水平的口腔保健机构,应当在人员培训、技术指导、器械材料与药品供应、后勤维修、资料收集与统计分析以及科学管理等方面提供支持,促进与协调,只有这样,初级口腔卫生保健才能巩固并得到发展。

本 章 小 结

通过本章的学习要求掌握初级卫生保健、初级口腔卫生保健、社区口腔卫生服务,了解社区口腔卫生项目管理基本程序,从而使学生对社区口腔卫生服务在口腔预防医学中的重要性有一个较全面的理解和认识。

能 力 检 测

简答题

1.简述初级卫生保健的原则。

2.简述初级口腔卫生保健的三个层次。

（刘一龙）

在线答题

参考答案

Note

第八章 口腔健康教育与促进

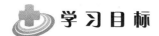
第一节 口腔健康教育与口腔健康促进的概念

一、健康与口腔健康

什么是健康，不同时期有着不同的含义。随着人类社会的不断进步和医学事业的不断发展，人们对健康的认识也逐步深入。在很长的一段历史时期中，人们认为不生病就是健康，这是对健康消极、片面的理解。1978 年世界卫生组织（WHO）在"阿拉木图宣言"中指出：健康不仅仅是没有疾病或不虚弱，而是身心健康和社会幸福的完美状态。这个健康的概念反映了人类生命活动的生物、心理、社会三个互相联系的基本方面，扩大了医学的范畴，从而进一步揭示了除生物因素影响健康外，尚有其他多种因素，如环境（自然环境与社会环境）、社会所能提供的保健设施、个体与群体的生活方式等。1989 年，WHO 又在上述概念的基础上加入了道德健康。

口腔健康是人体健康的组成部分。1965 年，WHO 指出：牙健康是牙、牙周组织、口腔邻近部位及颌面部均无组织结构与功能性异常。1981 年 WHO 制定的口腔健康标准是牙齿清洁、无龋洞、无疼痛感，牙龈颜色正常、无出血现象。口腔健康的定义可以不同，但有三项内容是不能缺少的：具有良好的口腔卫生、健全的口腔功能以及没有口腔疾病。

二、口腔健康教育与口腔健康促进

（一）健康教育和健康促进

健康教育已有很多年的历史，什么是健康教育？目前最常引用的是 1981 年 WHO 提出的定义：健康教育的目的是帮助并鼓励人们有达到健康状态的愿望；知道怎样做才能达到这样的目的，促进每个人或集体努力做好本身应做的一切；并知道在必要时如何寻求适当的帮助。1988 年第十三届世界健康大会提出，健康教育是一门研究传播保健知识和技术，影响个体和群众行为，消除危险因素，预防疾病，促进健康的科学。

因此，健康教育就是以教育的方式增加公众的卫生保健知识，通过反复强化教育而加深保健知识的知信深度,特别强调自觉自愿,着眼提高保健行为和实践能力。健康教育是一门自然科学和社会科学相互渗透的交叉学科,它吸收了医学、教育学、行为学、社会学、心理学、传播学、美学等多种学科的内容而成为尚在发展中的一门综合性学科。

健康教育的目标是帮助人们寻求能够达到最佳健康状态的行为方式和生活方式,指导人们如何避免亚健康状态、疾病和意外事故的发生。健康教育的目的是帮助人们理解健康的重要意义和与行为方式和生活方式的关系,以便做出有益于健康的选择并成为其自觉的行为实践。健康教育的本质是人们能够对自己的健康负责并且对周围的人有一定的影响。因此,健康教育就是以教育的方式增加公众的卫生保健知识,通过反复强化教育而加深保健知识的知信深度,特别强调自觉自愿,着眼提高保健行为和实践能力。

1986年召开的第一届国际健康促进大会上明确阐述了健康促进的概念,健康促进是指促进人们提高他们的健康水平和改善他们自身健康状况的过程。其包括健康教育、健康保护和疾病预防三个核心组成部分。健康促进的发展过程和工作内容表明健康促进是包括健康教育及一切有益于人类健康的政策、法规、环境及组织的集成,成为国家卫生服务的重要组成部分。

健康促进的领域主要有以下5个方面。

1. 制定健康的公共政策 健康促进不仅是卫生部门的职责,也需要各级政府和社会各界的共同参与,这样有利于人们更容易做出健康的选择。

2. 创建支持性环境 通过公共政策的制定,创造健康、安全、舒适的生活和工作环境。全面系统地评价社会环境对健康的影响,以保证社会和自然环境有利于健康的发展。

3. 强化社区行动 社区成员有权决定自己的需求和实现自己的目标。因此,提高自身健康水平的主导力量是自己。充分发挥社区的作用,调动一切积极因素,有效地参与健康教育计划的制订、执行和评价,帮助社区成员认识自身的健康问题并提出解决的办法。

4. 调整卫生服务方向 卫生服务的责任应该由个人、所在单位、社会团体、卫生专业人员、医疗保健机构、工商部门和政府共同承担,建立有利于健康促进的医疗保健服务体系。

5. 发展个人技能 通过健康教育和提供健康信息帮助人们提高选择健康的技能,自觉地保护自身健康和生活环境,有准备和有能力应对人生在不同时期可能出现的健康问题,并很好地预防和控制慢性疾病和意外伤害。

(二)口腔健康教育和口腔健康促进

1970年WHO指出,口腔健康教育的目的是使人们认识到并能终生做到维护口腔健康。可以看出口腔健康教育是以教育手段促进人们主动采取有利于口腔健康的行为,如通过有效的口腔教育计划或教育活动调动人们的积极性,通过信息传播、口腔健康咨询等促进人们行为矫正,以达到建立口腔健康行为的目的。

口腔健康是全身健康的组成部分,口腔健康与全身健康关系密切,口腔健康影响着全身健康,因此应该将口腔健康教育纳入健康教育之中,使其成为健康教育的一个分支,以增长公众的口腔健康知识,提高他们的口腔保健意识,改变他们的口腔健康行为,从而促进全身健康。

每项口腔卫生保健服务都应包括口腔健康教育,例如,在学校开展有效刷牙去除菌斑项目,应该配合有关刷牙的健康教育,如刷牙的目的、含氟牙膏与保健牙刷的使用、有效清除菌斑的方法等;另外,通过刷牙前后菌斑染色的自我检查,可以加深学生的理解和认识,提高教育效果。没有相应的口腔健康教育,则口腔健康促进项目难以持久和深化。

口腔健康促进是指为改善环境使之适合于保护口腔健康或使行为有利于口腔健康所采取的各种行政干预、经济支持和组织保证等措施。它是整体健康促进的一部分,包括保证和维护口腔健康所必需的条例、制度与法律等,也包括专业人员建议与协助有关职能部门将有限的资源合理分配,支持把口腔预防保健措施纳入发展计划、财政预算和组织培训等工作。

Note

口腔健康促进有很多具体的预防和干预措施,如调整自来水含氟浓度和推荐应用含氟牙膏,以及推广使用窝沟封闭、控制含糖食品的摄取、采用糖代用品等。在社区开展有指导的口腔卫生措施并提供符合标准的口腔保健用品也属于口腔健康促进范围。

口腔健康促进是从经济上、组织上创造条件,并保证群体或个体得到适宜的口腔疾病预防措施。口腔健康教育是口腔健康促进中必不可少的一部分,实施有效的口腔预防措施必须以口腔健康教育为基础,口腔健康教育可以增加人们的健康知识,理解并实践相关的口腔预防措施。卫生部门行政领导在口腔健康促进中起着决定性作用,具体工作的医务人员则在有效的预防方法和口腔健康行为指导方面起主导作用,两者在实际工作中相辅相成,相互促进,缺一不可。

第二节 口腔健康促进的任务、途径、计划、实施和评价

一、口腔健康促进的任务

口腔健康促进的任务主要有以下几个方面。

(1)制定危险因素预防政策,包括给相关的科学研究更多的支持,加强口腔信息监测系统建设,改善各地网络信息连通渠道。

(2)制定有效的、有相关部门支持的政策,预防有上升趋势的口腔健康高危险因素,例如,2011年卫生部审议通过《公共场所卫生管理条例实施细则》中有"室内公共场所禁止吸烟"等规定。

(3)加强国际国内和各级部门间的合作,增强控制口腔健康危险因素的能力,提高公众对口腔健康的认知程度和口腔疾病预防意识。

(4)在口腔健康促进行动中协调政府、社会团体和个人的行动。

(5)组织社区口腔健康促进示范项目,尤其关注社会弱势群体、儿童和老年人。

二、口腔健康促进的途径

口腔健康促进的途径遵循口腔预防医学的三大途径。

1. 全民途径 在社区中开展口腔健康促进活动时,推行的预防措施能让社区所有人群都能从中获益。例如自来水氟化防龋,龋病是一种较常见的疾病,通过调整自来水中氟的浓度达到适宜水平改变社区生活环境,使社区中每个人都能从自来水氟化项目中获得预防龋病的益处。

2. 共同危险因素控制途径 许多不利于健康的因素,如吸烟、酗酒、不健康的饮食及卫生习惯等不仅是口腔健康的危险因素,也是其他慢性病的危险因素,因此,需要口腔专业人员与全体医务人员一起通过采取控制和改变这些共同危险因素的方法,促进人们的口腔健康和全身健康(图8-1)。

3. 高危人群途径 人群中不同个体发生龋病的危险性是不同的,龋病的高危人群对整个人群的口腔健康影响较大。因此,在开展口腔健康促进活动时,选择针对龋病高危人群的预防措施和方法,预防和控制高危人群的龋病,从而提高整个人群的口腔健康状况。例如,在适龄儿童中开展窝沟封闭预防龋病。

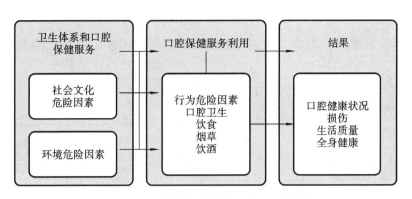

图 8-1 口腔健康促进的危险因素控制模式

三、口腔健康促进的计划

口腔健康促进一般是以包括一系列活动的项目方式展开的,而任何口腔健康教育与口腔健康促进项目或规划都包括计划、实施和评价三个相关组成部分。

1. 口腔健康目标 目标是在预定的计划时间内可以实现和可以衡量的尺度,它的制定是建立在大量调查研究基础上的。口腔健康目标一般包括改进健康状况的目标,减少危险因素的目标,改进服务与防护的目标和提高公众及专业人员认识的目标,如患龋率、含氟牙膏使用率、口腔知识知晓率等。

目标是计划的核心,目标制定之后就应对各级卫生行政领导、卫生保健人员、口腔医务人员进行目标教育。因为口腔健康目标是计划、管理和决策的基础,是各类卫生医务人员共同努力的方向,是各方人员协同一致达到预期效果的动力,同时也是我们对有限的资源进行合理分配的依据与最终评价成效的标准。因此一些国家和地区根据自己的情况并参考全球口腔健康目标,制定了本国和本地区的口腔健康目标。口腔健康目标一般包含口腔健康教育目标。在制定目标时,应包括四项基本内容,即特定人群、具体指向、可衡量的尺度和实现目标的预期时间。

2. 计划的基本模式 PRECEDE-PROCEED 模式(图 8-2)是现在应用广泛、发展完善的规划制定模式,也是能综合应用各种行为改变理论来取得最大干预效果的组织框架。该模式的理论原则:一是绝大多数持久性的健康行为改变在性质上都是自愿的;二是强调环境因素在影响健康和健康行为方面的重要作用。应用该模式可以帮助健康教育工作者通过一系列的诊断步骤,考虑到影响目标人群健康和健康行为的个体和环境。应用流行病学、社会心理学与教育学以及管理研究的知识,健康教育者能够获得一种理想的干预效果。

四、口腔健康促进的实施

1. WHO 全球口腔健康促进优先行动 2003 年,WHO 就全球口腔卫生的健康促进优先行动提出以下内容。

1)口腔健康与氟化物应用 WHO 支持在发展中国家广泛应用含氟牙膏,特别希望为社会弱势群体提供价格低廉的含氟牙膏。

2)口腔健康与饮食营养 提供营养咨询;提高母乳喂养健康促进行动;提倡减少饮用含糖软饮料;提倡健康饮食,预防口腔癌的发生。

3)口腔健康与烟草 制订远离烟草计划;采取戒烟控烟措施。

4)校园口腔健康与健康促进 强化国家、教育和卫生部门的职责作用,开展和研究学校口腔卫生项目;提高学校口腔卫生项目水平。

Note

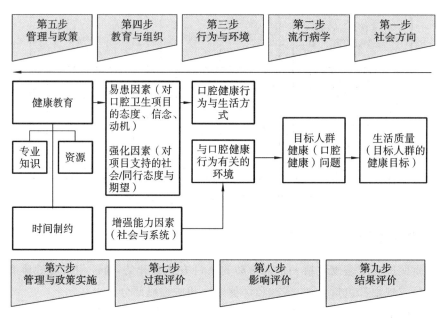

图 8-2　PRECEDE-PROCEED 模式

5)儿童和老年人的口腔健康　作为特殊人群和弱势群体,控制危险因素和提供口腔保健是关键。

6)口腔卫生体系建设　包括人力、物力和财力的投入;以社区为中心的建设;口腔卫生信息网络的建立。

2. 中国中西部地区儿童口腔疾病综合干预项目　为改善儿童口腔健康状况,提高儿童口腔健康水平,我国从 2008 年起设立了中国中西部地区儿童口腔疾病综合干预项目,支持在项目地区建立儿童口腔卫生工作机制,开展对适龄儿童进行口腔健康教育,并对他们进行口腔健康检查和窝沟封闭,对基层口腔卫生专业人员进行培训,建立一支基层口腔保健的队伍。

1)制订项目计划　根据卫生部、财政部对项目的要求和工作规范,确立了各级卫生行政部门为项目领导机构,中华口腔医学会为项目管理机构,专家组为技术指导和监督机构。各级卫生行政部门制订本辖区年度项目计划或实施方案,明确年度项目工作目标、任务内容、机构分工、预期成果、考核评价方法与时间安排。

2)项目实施　①选择有资质的医疗机构承担项目。②确定适龄儿童为服务对象。③对专业人员进行培训。④对公众、管理人员、学校教师、家长和儿童宣传发动,进行健康教育。⑤对适龄儿童施行口腔健康检查和窝沟封闭防龋措施。

3)项目督导与评估　卫生部组织对各省项目执行情况进行督导,各省卫生行政部门分别对项目承担的医疗机构进行督导,督导组由卫生行政部门、项目管理人员和专家组成;卫生部组织制定项目效果评估指标和实施方案,适时对全国的项目实施效果进行评估,每省卫生行政部门确定本辖区项目考核评估指标和方案,进行检查评估,并将结果报卫生部。

五、口腔健康促进的评价

评价是科学管理的重要措施,是项目成败的关键,应贯穿在项目的全过程。

1. 评价的主要内容　口腔健康促进的评价包括对其三个组成部分的评价:①口腔疾病预防的效果评价,观察口腔健康状况的变化。②对口腔健康教育效果的评价。③口腔健康保护的评价,即评价健康投入、卫生工作方针、政策的变化。

2. 评价的基本程序　对口腔健康促进项目的评价是非常必要的,2002 年 WHO 推荐了用于口腔健康项目的综合评价模式,见图8-3。

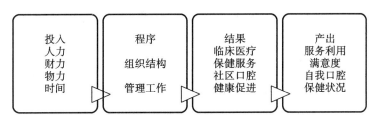

图 8-3　口腔健康项目评价模式(WHO 2002)

3. 评价的基本要素　在所有的评价中有两个基本要素:确定标准并按标准分组和获取各种信息。用于判断健康促进干预的价值有不同的标准:①效果:达到目标或目的的程度。②适合性:干预与需要的相关性。③可接受性:是否用一种容易接受的方法进行。④效率:时间、经费、资源花费是否恰当,是否获得了效益。⑤平等:同等的需要和同等的提供。

4. 评价的分类

1) 过程评价　评价项目实施的过程,它提出参与者对健康促进干预的理解与反应,确定支持或阻止这些活动的因素。因此,过程评价是评估可接受性的一种方法,也可以评估口腔健康促进的适合性与平等性。过程评价应用一套定性的或者"软性"的方法。如查看日记、个别访谈、观察与文件内容分析等。

2) 影响评价　在项目中是最后的步骤。例如,一个学校口腔健康促进项目可以包括最后对项目的评论。例如,可以邀请学生参与,以确定项目开始后他们是怎样改变的以及项目将怎样影响他们未来的行为。这是最普遍的选择评价的方法,容易进行。

3) 结果评价　结果评价是对项目所涉及的长期作用的评价,比较项目前后与健康有关的行为变化,还可以比较项目组与对照组人群的知信行、口腔健康状况及影响因素的变化。结果评价较为复杂,实行比较困难,花费也较多。

第三节　口腔健康教育的任务、途径、计划、实施和评价

一、口腔健康教育的任务

口腔健康教育的任务主要有以下五个方面。

(1) 争取各级行政领导与卫生行政领导的支持,以便合理分配资源,制定方针、政策,推动防治方案顺利进行。

(2) 引起社会各方面人员对口腔健康问题的关注,为寻求口腔预防保健资源做准备。

(3) 提高全民口腔预防保健的知识水平,破除不卫生、不文明的旧观念,建立口腔健康行为,不断提高生命质量,促进全民族的口腔健康。

(4) 深化口腔健康教育内容,扩大教育面。增加卫生、医疗人员和社会工作者的口腔预防知识,强化口腔健康教育意识,提高口腔健康教育的能力。

(5) 传递最新的科学信息,积极参加新的口腔保健措施的应用与推广。

二、口腔健康教育的要求

1. 教育信息的科学性和准确性　在进行口腔健康教育活动时,应重视教育信息的科学性和准确性。教育信息应严谨,并能体现最高科学研究成果。特别是大众传媒在传播口腔健康

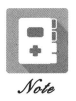

信息时应慎重,防止不准确的信息误传。例如,有篇"对六龄牙的保护"的科普文章,虽然指出"六龄牙"(第一恒磨牙)的解剖特点使咬合面的窝沟容易积存菌斑,但又写到"六龄齿萌出后常因刷牙不认真而发生龋坏"。这就给读者一个错误信息,即彻底地、认真地刷牙就可以预防第一恒磨牙的龋坏。而事实上,单靠刷牙达不到预防龋坏的目的。因为牙刷毛不能进入窝沟清除菌斑。最好的预防方法是在第一恒磨牙萌出后尽早做窝沟封闭;同时建议使用氟化物来预防牙的平滑面龋,只有窝沟封闭与氟化物的联合应用才能最大限度地预防龋病的发生。

2.教育材料的通俗性和趣味性　口腔健康教育材料的设计要有趣味性、通俗性与艺术性。如:儿童牙齿保健知识的材料应配有图片、拼音、儿歌、动画和游戏;在向公众讲解牙齿结构时,可以将牙齿比喻为大树,而牙周组织就是包埋树根(牙根)的"土壤"等。口腔健康教育信息也应从公众审美、健康、长寿的角度出发,表现出文、情、理三者相结合的艺术,成为易于被公众接受的科学知识。

3.口腔健康教育方法和内容的针对性　口腔健康教育和指导应符合当地文化、教育、经济发展状况与人群患病情况,使口腔健康教育做到切实可行和有针对性。口腔健康教育不仅仅传播信息,还要考虑影响健康行为的心理、社会和文化因素,传统的观念与习惯,个人或群体对口腔健康的要求、兴趣等,以确定相应的口腔保健内容与教育方法。每种方法都有其优缺点,且不能相互取代。根据不同的情况选择不同的方法,才能达到较好的效果。

三、口腔健康教育的方法

针对不同情况,口腔健康教育一般采取四种教育方法。

1.大众传媒　如利用报纸、杂志、电视、电影、广播、街头展板与宣传橱窗等传播口腔健康信息,反复强化公众已有的口腔卫生知识,干预不健康的行为如爱吃零食、不刷牙等。大众传媒的优点是覆盖面大,能很快地吸引公众注意力,使之集中到有待解决的口腔健康问题上来。十多年来的全国爱牙日活动中,通过发挥大众传媒的作用,不同宣传主题的口腔健康教育活动都取得了良好效果。

2.社区活动　如街道居民区、乡村和社会团体与单位(企业、学校、机关)组织的相关活动,使人们提高对口腔健康的认识,引起兴趣,产生强烈的口腔健康愿望,寻求口腔健康教育的资源。通过进行口腔健康调查,了解人们对口腔健康的需求,为制订计划打下基础,在制订计划过程中有意识地对不同层次的人进行教育,以增强目标人群对实施教育计划的责任感。

3.小型讨论会　如社区座谈会、专家研讨会、专题讨论会、听取群众意见会等。除口腔专业人员、决策者参加之外,参加者应广泛吸收不同阶层的群众,从而获得更全面的信息。如果打算推广某项口腔保健的新技术,应组织讨论此项目的可行性、推广价值、成本效益、公众接受的可能性以及科学性等,这种会议要注意吸收有不同观点的专业人员与新闻媒体参加。如在学校开展某项口腔保健项目,应该请校长、教师、家长与学生代表共同参加讨论。各种小型讨论会既是健康教育的方式,也是调查研究的方式。

4.个别交谈　口腔专业人员就口腔预防保健与口腔健康问题与就诊患者、单位领导、儿童家长、社区保健人员等进行交谈、讨论。此方式是双向的信息交流,交谈针对性强,讨论比较深入,效果好。例如,患者就医时在椅旁教育,这不只是医生单向传授知识,而是有问有答地交流。口腔健康教育就是要帮助人们在口腔健康方面学会自助,在掌握有关知识后自觉地去实践。

四、口腔健康教育的计划

计划是为了保证目标的实现,要全面、严谨,应考虑以下步骤。

1.确定与口腔健康有关的问题　可以从五个方面发现并确定:①调查相关的社会问题,如个人收入、文化教育率与教育水平等。②分析流行病学调查资料和病案材料,如发病率、患病率、口腔疾病的分布和范围等。③确定有关的文化背景和社会行为问题,如目标人群的一般情况资料,关于自我保健措施和对疾病的了解、态度与实践等。④确定口腔健康教育的问题。⑤确定有关的管理问题。

2. 制定口腔健康教育目标　在问题确定之后,制定可以达到并测量的口腔健康教育目标,通过共同努力来实现。

3. 确定实现目标的策略　应遵循三点:①进一步明确目标。②选择恰当的方法推动教育活动。③确定教学技术、教学行为以及需要的详细资料,教育者和受教育者共同参与实践。

五、口腔健康教育的实施

(一)口腔健康教育实施与监督的方法

(1)提供学习机会,学会如何确定和分析口腔健康及其相关问题。

(2)普及口腔健康信息,使人们更容易接触到,为口腔健康教育提供时间与空间。

(3)推荐可供选择的解决办法。

(4)强调进行有效交流的重要性,教育者与被教育者的双向交流比单向效果更好。

(5)把目标变成简单,便于理解、实现和可以接受的口号或海报,在社区监督执行。当几个口腔健康问题同时存在时,需帮助人们学会如何确定重点。

(6)为各年龄组或特殊人群,特别是高危人群准备口腔健康教育手册或讲稿。

(7)模拟或示范个人与家庭口腔保健的适宜技术。

(8)建立个人和社区参与监督的标准与方法。

(9)在口腔健康教育项目中监督口腔健康教育内容所取得的效果。

(10)在口腔健康教育项目中建立与相关单位的合作。

(11)口腔健康教育项目应该是社区卫生发展项目的一部分。

(12)随访与复查。

(二)口腔健康教育活动的具体实施

1. 全国爱牙日活动　1989年,由卫生部、教委等联合签署,确定每年的9月20日为全国爱牙日。建立全国爱牙日是我国开展群众性口腔健康教育活动的一个创举,是推动我国口腔预防保健事业发展的一项重要举措。

爱牙日的宗旨是通过爱牙日活动,广泛动员社会力量,在群众中进行牙病预防相关知识的普及教育,增强口腔健康观念和自我口腔保健意识,建立口腔保健行为,从而提高全民的口腔健康水平。

爱牙日活动的永久主题是"爱牙健齿强身",每年还有不同的主题宣传口号。

1989年:人人刷牙,早晚刷牙,正确刷牙,用保健牙刷和含氟牙膏刷牙。

1990年:爱牙健齿强身。

1991年:爱护牙齿从小做起。

1992年:爱护牙齿,从小做起,从我做起。

1993年:天天刷牙,定期检查。

1994年:健康的生活需要口腔卫生。

1995年:适量用氟,预防龋齿。

1996年:少吃含糖食品,有益口腔健康。

1997年:爱牙健齿强身,预防龋病、牙周疾病,健康的牙齿伴你一生。

1998年:健康的牙齿,美好的微笑。

1999年:老年人的口腔保健。

2000年:善待牙齿。

2001年:吸烟与口腔健康。

2002年:预防牙周疾病,维护口腔健康。

2003年:有效刷牙,预防牙周疾病。

2004年:口腔健康与生命质量。

2005年:关注孕妇口腔健康。

2006年:婴幼儿口腔保健。

2007年:面向西部,面向儿童。

2008年:中老年人口腔健康。

2009年:维护口腔健康,提高生命质量。

2010年:窝沟封闭,保护孩子。

2011年:健康口腔,幸福家庭。副主题:呵护孩子,防止龋齿。

2012年:健康口腔,幸福家庭。副主题:关爱自己,保护牙周。

2013年:健康口腔,幸福家庭。副主题:关爱老人,修复失牙。

2014年:健康每一天,从爱牙开始。

2015年:定期口腔检查,远离口腔疾病。

2016年:口腔健康,全身健康。

2017年:口腔健康,全身健康。

2018年:口腔健康,全身健康。副主题:护口腔健康、助健康体魄、享健康生活。

2."健康口腔 微笑中国"活动 中华口腔医学会于2009年启动了以"健康口腔 微笑中国"为主题的全国口腔健康教育项目。通过开展全国性的口腔健康教育项目,动员政府部门和社会各界的力量,营造有益于口腔健康的环境,传播口腔健康的信息,提高人们口腔健康的意识和自我口腔保健的能力,建立良好的口腔健康行为和生活方式,从而达到提高全民口腔健康水平、预防和控制口腔疾病、健康长寿的目的。项目实施对象涵盖所有年龄段人群。重点包括幼儿园儿童、小学生、在校大中专学生、妊娠期妇女、中老年人等,以《中国居民口腔健康指南》内容为主线,对所有人群进行不同形式的口腔健康教育。项目内容包括以下几种。

1)"阳光宝贝"活动 针对幼儿园的儿童、教师和家长进行不同形式的口腔健康教育活动。对幼儿园教师进行集中培训,对儿童家长进行口腔健康讲座,教育内容包括牙的形态与功能、乳牙与恒牙的萌出与构造、如何帮助儿童刷牙、儿童如何选择和使用含氟牙膏、窝沟封闭的原理及封闭时机的选择、饮食习惯与口腔健康、乳牙治疗的注意事项等。针对幼儿开展亲子游戏活动等。

2)"微笑少年"活动 将口腔健康教育纳入学校日常教学工作之中,提高学生的口腔健康知识水平,改善学生的不良健康行为。由专业人员对学校教师采取统一集中培训的方法,每学年1次,使教师能充分理解、掌握基本的口腔健康知识,根据统一教材对学生进行口腔健康教育课程的系统讲授;由专业人员每学年1次对学生家长进行口腔健康讲座,强化家长的口腔保健意识,提高他们的口腔健康知识水平,帮助家长培养学生的口腔健康行为和定期进行口腔检查,接受预防和治疗措施的意识;在中小学校设立口腔健康教育课程,由教师每个月给学生上1次口腔健康教育课,每学期5次课,全年10次课,每次课15~20 min。学期末以问卷的形式获取口腔健康知识知晓率。

六、口腔健康教育的评价

评价是口腔健康教育的一部分,帮助了解教育信息是否已得到有效传送,是否被受教育者接受和理解并采取了某些行动,是对教育结果的一个价值判断。对口腔健康教育的评价主要有以下三方面:项目提出的目标是否完成、项目的设计与实施是否合理有效、项目的投入与效益。

1.评价的内容

1)口腔健康意识的变化 口腔健康意识是人们对口腔健康问题的一种思维、感觉和心理上的综合反应,如对口腔医疗保健的需求、对口腔健康教育信息的需求等方面问题。

2)对口腔健康问题的态度变化 态度是行为改变的先导,先有态度,才会有行为的改变。态度的固有性质是对人、对事、对物的评价,是一种心理与感情倾向,因此常用语义区分量表法,选一对反义词来判断,多用"喜欢"与"不喜欢"、"热爱"与"不热爱"、"相信"与"不相信"。例如,用牙科审美指数(DAI)来调查人们对错𬌗畸形的态度。这种方法通过观察群体态度的变化,对口腔健康教育项目、预防措施、口腔健康教育者的工作等做出评价。

3)口腔健康知识的变化 口腔健康知识学习是促进口腔健康行为改变不可缺少的因素。可采取问卷调查的方法来了解目标人群掌握知识的程度。

4)口腔健康行为的变化 行为是对知道并相信的东西付诸行动,坚信口腔健康科学知识的人,无疑会促进健康行为的形成。但知而不行的现象也普遍存在,说明从知到行之间有着十分复杂的心理变化,受着多种因素的影响,实际体现了人们价值观的矛盾,帮助受教育者认识这种情况,促进愿望与行为一致是一项重要的健康教育任务,也是健康教育的难点所在。

行为的变化一般多采用填空式、选择式、答题式的问卷进行调查,设计问卷时应注意准确性,以免统计分析时造成困难,例如,在问刷牙时,不要设计"不刷""偶尔刷""经常刷""天天刷"这些选项。因为不刷与偶尔刷的界限不清,经常刷与天天刷也无区别。所以可设计为"不刷""每月1~2次""每周2~3次""每天早上1次""每天晚上1次""每天早晚各1次"等,这样对刷牙行为调查较为准确。

2.评价的操作

(1)在口腔健康教育之前了解个人与社区的口腔健康需要与兴趣,收集、分析、整理行为流行病学的基线资料。

(2)在教育期间,了解项目进展情况,获取反馈信息,适当调整现行项目。

(3)在教育之后评价教育的效果,重新制定或改进教育项目。

3.评价的方法 对教育的评价可通过书面测试、自我评价、目标人群评价、知情人评价等施行,在对收集的资料进行统计学分析后,做出总结报告,最后得出结论。

本章小结

通过本章学习,可以理解健康促进的目的是改变环境,营造有益于全身健康和口腔健康的大环境,而健康教育的目的是改变人们的行为与生活方式。口腔健康教育是口腔健康促进的重要组成部分,应该称为所有口腔专业人员职责的重要组成部分。口腔健康教育包含知识、态度与行为3个方面,口腔健康教育的关键是培养和改变人的行为习惯。

能力检测

简答题

1.口腔健康教育与口腔健康促进的概念分别是什么?

2.口腔健康促进与口腔健康教育的区别与联系是什么?

3.如何做好口腔健康教育工作?

(赵光叶 侯晔坡)

参考答案

在线答题

Note

第九章 特定人群的口腔保健

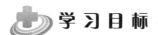

学习目标

1. 掌握：特定人群的口腔保健方法。
2. 熟悉：特定人群口腔疾病的基本特点。
3. 了解：特定人群口腔保健的特点。

情境导入

> 第四次全国口腔健康流行病学调查结果显示，中国 5 岁儿童龋患率为 70.9％，12 岁儿童龋患率为 34.5％。与十年前相比，5 岁和 12 岁儿童龋患率分别上升了 5.8 和 7.8 个百分点。针对目前我国儿童患龋状况，应分别采取何种口腔保健方法？

每个人都是一个"特定"的人，在口腔健康方面各具特点，存在着不同的问题和需求。单从社会人群的流行病学状况考虑，由于不同的人群具有不同的生理特点、物质需求和情感体验，口腔疾病的产生、发展和口腔预防保健就应该具有群体针对性。例如，妊娠期妇女处于一生中的重要阶段，对营养有特殊需求且容易患牙龈炎；婴幼儿动手能力差，自我约束能力差，需要监护人的监督和指导；学龄前儿童、小学生易患龋病；青少年易患牙龈炎；中老年人有多种常见的口腔疾病；残疾人由于不同程度地缺乏生活自理能力，不能正常使用口腔卫生用品进行清洁保健，使得口腔卫生差，从而造成和加重了多种口腔疾病。因此，口腔保健应该针对特定的人群，采取不同的预防和康复保健措施，才能更加科学、有效地促进口腔健康水平的提高。

第一节 妇幼口腔保健

一、妊娠期妇女的口腔保健

（一）妊娠期妇女口腔保健的特点和口腔卫生问题

妊娠期妇女的口腔保健需要考虑到母体和胎儿两方面的因素。一方面要针对母体在妊娠和分娩的特殊时期发生的生理变化和口腔卫生问题，对其进行科学的口腔健康教育和有针对性的指导；另一方面要密切监测母体腹内正在不断发育的胎儿，及时补充营养，保证胎儿口腔的健康发育。为了母子健康，需要对妊娠期妇女进行口腔保健知识和技能培训。研究表明，妊娠期妇女对卫生知识更感兴趣，更容易接受母子保健方面的相关信息。这一时期的口腔健康教育对妇女、儿童，乃至整个家庭养成良好的口腔卫生习惯具有深远的影响。

妊娠期由于孕妇体内激素的改变和身体免疫力的下降,容易导致牙齿和牙龈发生病变。常见的口腔疾病有龋病和牙龈炎等。妊娠并不直接影响牙齿对龋病的易感性,但口腔疾病的发生与妊娠期妇女的口腔卫生状况密切相关。例如,妊娠期牙龈炎也并非在所有孕妇身上都会发生,对于口腔状况良好者来说,妊娠并不能引起牙龈的炎症。造成口腔内环境不洁的主要原因:①妊娠期内分泌的改变,口腔软组织容易引发炎症,使口腔不洁。②妊娠和妊娠性呕吐使唾液pH减小,牙釉质容易脱矿,增加了龋病的易感性。③妊娠期饮食的摄取次数和数量均有增加,喜欢吃零食,喜好酸甜食物,为细菌繁殖提供了场所。④妊娠期孕妇体质下降,身体活动减少,日常生活不规律而放松了对日常口腔卫生的关注。⑤妊娠早期与后期,由于存在流产和早产的危险,而不愿意进行口腔疾病的及时治疗,使得病变加重,从而导致口腔卫生状况更差。

(二)妊娠期妇女口腔保健的方法

1.口腔健康咨询 进行产前和产后口腔保健咨询教育,应通过媒体或宣传册,或到妇幼医院、口腔医院、诊所及保健站进行口腔健康知识咨询,接受专业培训和指导。产前口腔保健咨询指导一般涵盖下列问题:乳牙的生长发育和萌出时间;母乳喂养和人工喂养应注意的问题;清洁婴儿口腔与牙的方法和体位;早期饮食习惯的建立;氟化物防龋的重要性和注意事项;儿童首次检查牙齿的时间等。

2.口腔检查和治疗 计划怀孕的要在怀孕前治疗口腔疾病,重点是做好妊娠期牙龈炎的防治。妊娠期间尽量避免X线检查,如果必须进行X线检查,最好避开妊娠的前3个月,并对腹部进行必要的保护。所有的口腔治疗应在妊娠中期的3个月内完成,因为妊娠的后3个月随着胎儿的增大会影响母亲的体位,不便于进行口腔治疗,而且容易导致胎儿早产。口腔医生除了提供所需的口腔治疗外,还应为妊娠妇女提供口腔预防保健方案,通过适当措施帮助妊娠妇女维护良好的口腔卫生和健康的口腔环境。

3.建立良好的生活习惯 主要包括良好的饮食习惯和口腔卫生习惯、定期进行产检和口腔检查、适当运动、戒除吸烟饮酒等不良习惯。研究表明,妊娠期嗜好烟酒将增加胎儿畸形的风险。妊娠期妇女最好不用或少用药物,用药也应在医生指导下使用。许多药物对胎儿发育有害。一些镇静催眠药和激素,如地西泮、苯妥英钠、泼尼松、可的松等可引起胎儿唇裂或腭裂;四环素除抑制胎儿生长发育外,还可影响牙矿化、变色,形成四环素牙;一些抗生素,如庆大霉素、链霉素、卡那霉素则有致畸作用。

4.合理营养 营养是人体身心健康的物质基础。孕妇的营养状况直接关系到胎儿的生长发育。孕妇营养缺乏将导致胎儿营养不良,也使得口腔组织发生改变。特别是在牙的发育阶段,营养缺乏可导致不可逆的改变,如釉质钙化不全、釉质发育不全、错𬌗畸形、唇裂或腭裂、出生后易患龋病等。因此,孕妇合理营养对减少畸形、优生优育极为重要。

二、婴幼儿的口腔保健

婴幼儿期是指小儿出生后4周至3岁,是乳牙继续钙化、陆续萌出的阶段,也是恒牙牙胚陆续形成和恒牙处于钙化的时期。婴幼儿口腔保健的目标就是实现无龋病、保持牙龈健康。

婴幼儿的口腔保健任务主要是由父母来完成的,所以父母应该懂得婴幼儿口腔健康的重要性和良好卫生习惯的养成对未来生活的影响。婴儿出生后,每天应摄入适量的氟化物,以促进牙和骨的矿化。6个月内第一颗乳牙萌出,应在6~12个月安排婴儿第一次看牙,目的就是尽早发现、终止和改变任何由父母或育婴员提供的不利于婴儿口腔健康的做法,并采取积极的预防措施。

父母还应该了解口腔解剖常识以及保护乳牙的意义。乳牙虽然最终会被恒牙所取代,但

知识链接 9-1

Note

它们对发挥良好的咀嚼功能、促进颌面部的正常发育、恒牙的正常萌出和儿童的正确发音都具有重要意义。

要保持婴幼儿口腔清洁。每次喂奶之后,用清洁纱布裹住手指或用乳胶指套牙刷轻柔擦洗口腔组织与牙龈(图 9-1)。第一颗牙萌出后,用软毛小牙刷帮助刷牙。喂药或其他营养品后应用清洁水帮助其清洁牙。针对某些危险因素,要有一定的预防措施。

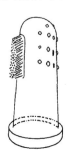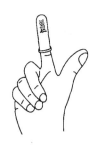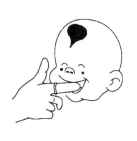

图 9-1 指套牙刷及使用

采用科学的喂养方式,形成良好的喂养习惯。母乳是婴幼儿最好的天然食品。它热量高,各种营养素适合婴幼儿生长发育需要和消化,还含有较多的酶和抗体,有利于婴幼儿消化吸收和抵御各种疾病。母乳喂养既卫生又方便、经济。母乳喂养的婴幼儿到学龄前患龋病的概率远低于婴幼儿期用奶粉喂养的儿童。提倡母乳喂养,但要注意喂养的姿势,防止婴幼儿颌面部生长发育异常。

儿童营养专家建议 5～6 个月起应补充各种半固体食物。一方面满足婴幼儿生长需要;另一方面培养婴幼儿咀嚼能力,为过渡到断乳做准备。添加辅食应遵循从一种到多种,从少量逐渐增多的原则。辅食的添加有助于增加牙颌正常生理刺激,促进发育和建立良好的饮食习惯。

幼儿补氟以氟滴为宜,并在出生后 6 个月开始补充。为了达到全身和局部双重效果,将氟滴滴在儿童口内后,应指导儿童用舌头在口内搅拌,使氟滴达到各个牙面。也可每天将氟滴加到儿童的食物中或将氟片溶于饮水中进行补充。

婴儿在进行第一次看牙后,应每半年定期进行一次口腔健康检查。平时注意观察牙的萌出情况、牙列和咬合情况,以及龋患和软组织状况,发现问题,及时诊治。

三、学龄前儿童的口腔保健

(一)学龄前儿童口腔保健的特点

3～5 岁是儿童乳牙龋病高发的时期。此外,儿童 5 岁左右乳牙开始脱落,恒牙开始萌出。有的儿童在此过程中会感到不舒服,牙龈肿胀和疼痛。家长应及时了解这些情况,并在必要时寻求口腔医生进行检查处理,如发现龋病,应尽早治疗。学龄前儿童主要靠父母和幼儿园教师照料、监督和指导,逐步提高自我口腔保健意识和动手能力。

(二)学龄前儿童口腔保健的方法

1. 家庭口腔保健 家庭口腔保健对学龄前儿童的口腔健康至关重要。学龄前儿童因为年龄小,注意力和动手能力较差,他们往往需要父母精心指导,帮助刷牙。此时,可选用软毛小头的尼龙牙刷,易于清洁牙齿和按摩牙龈。父母应坚持每天至少一次为儿童清洁口腔,要通过示范、纠正、指导让儿童逐渐学会独立刷牙,更重要的是要引导帮助儿童养成良好的口腔卫生习惯,掌握正确的刷牙方法,有效去除菌斑。儿童乳牙脱落时可能会有疼痛、牙龈肿胀等症状,应及时就医,预防疾病和畸形,重点保护好刚刚萌出的恒牙。

2. 幼儿园口腔保健 这个时期口腔保健的重点在幼儿园,因此幼儿园应主动对儿童的口

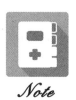

腔健康承担起主要责任。幼儿园教师要通过接受口腔健康教育,掌握口腔保健知识和口腔护理方法,正确指导儿童进行口腔护理。幼儿园还应与专业的口腔医生联系,定期组织对儿童进行口腔检查,开展局部用氟等预防措施。幼儿园教师还应与家长及时沟通,共同培养儿童良好的口腔卫生和饮食习惯,教育儿童少吃零食、甜食,同时密切关注儿童口腔健康状况,发现疾病,尽早诊治。

3.营养和饮食习惯 3~6岁的儿童生长发育仍然比较快,代谢旺盛,对营养的要求也比较高。因此,平时应注意平衡儿童的膳食结构,注意限制摄入多盐、多脂肪和黏性大、清除速度慢、容易产酸的食物。

4.氟化物的应用 氟是人体正常代谢和促进牙与骨骼正常生长发育所必需的微量元素。在牙釉质形成和矿化时期适量补充氟具有良好的防龋效果,特别是在低氟地区和龋病高发地区补氟尤为重要。学龄前儿童补充氟较好的方法是使用氟片,或采取局部用氟。儿童使用含低浓度氟的牙膏或氟滴、氟片补充时,应接受口腔预防保健专业人员的指导。

第二节 中小学生口腔保健

一、中小学生主要的口腔问题

中小学生正处于长身体、长知识的重要时期,也正处于牙颌系统快速增长的关键时期。小学生的恒牙逐渐萌出,乳牙依次替换完毕,正处于混合牙列阶段,也就是儿童牙颌系统快速发育成长期。这一时期的口腔预防保健直接关系到恒牙列的健康与恒牙关系的建立。恒牙是人一生中主要的咀嚼器官,应该始终保持牙列和牙周组织的健康。同时,中小学阶段也是口腔疾病的高发期,主要是龋病和牙龈炎,且患病率呈逐年增高趋势。预防与清除菌斑和牙石,保持口腔卫生对促进牙周组织的健康十分重要。值得注意的是,中小学生正处于口腔健康知识习得和口腔健康意识形成的最佳时期,家长和学校要尽早进行积极引导和必要干预,提高学生自我保健能力,尽早预防口腔疾病的发生。

二、中小学生的口腔保健方法

学校针对中小学生开展口腔疾病预防和保健工作应该遵循三项基本原则:健康服务、健康教育、消除不利于学生健康的不利环境因素。这些工作具体包括检测学生的口腔健康状况、对学生进行口腔健康教育、培养学生良好的刷牙与饮食卫生习惯、做好常见口腔疾病的预防和治疗、预防意外事故损伤前牙及颌骨等。

(一)口腔健康服务

(1)定期进行口腔健康检查与检测,每年至少一次,建立学生口腔保健卡和口腔健康状况信息档案,对龋病和牙周炎等口腔疾病,做到早发现,早治疗,避免病损进一步扩大。

(2)参照口腔健康检查结果,有组织、有计划地开展群体口腔疾病预防和治疗,可以争取政府和社会支持,与口腔医院或其他牙科医疗机构合作,为学生提供有效的口腔医疗服务。对于小学生应重视预防第一恒磨牙龋坏,而对于中学生应重点预防牙龈炎。

(3)破除不良习惯,矫治影响颌面部生长发育的骨性错𬌗畸形。

(二)口腔健康教育

口腔健康教育应纳入学生的课程,重视课程的内容安排和授课人员的专业培训。学校口腔健康教育课程应循序渐进,注重给学生传授基本、实用的口腔卫生知识和技能,并且根据年龄段由浅入深进行强化渗透教育。

1.口腔健康教育的目的 把普及口腔卫生知识和技能训练结合起来,培养学生良好的口腔卫生习惯,增强学生日常口腔保健意识。通过教育使学生理解窝沟封闭与氟化物可以最大限度地预防和控制龋病的发生;为防止牙周病,要在一生中不断地清除菌斑;定期口腔检查与保健是保持口腔健康的必要前提;吸烟和饮酒是口腔癌和牙周炎的主要危险因素。

2.口腔健康教育的主要内容

(1)有关口腔的生理卫生知识,包括牙齿的形态与功能、萌出与结构。

(2)口腔常见疾病的介绍,如龋病、牙周炎、错𬌗畸形、前牙外伤等的症状特点。

(3)口腔疾病的预防和治疗知识,包括自我观察、判断口腔疾病的症状、掌握正确的刷牙方法、养成良好的饮食习惯、了解氟化物和窝沟封闭等。

(4)口腔卫生保健设施,如学校口腔卫生服务、社区口腔卫生服务等。

(5)培养学生养成良好的饮食习惯,做好日常个人口腔卫生;禁止吸烟、饮酒等不良行为习惯。

第三节　青春期口腔保健

一般来讲,在青春期(13~18岁)全部恒牙均已萌出,一部分恒牙的牙根基本形成,另一部分尚未形成,且髓腔相对较大。对于第一、二磨牙的研究是这一时期的突出课题,窝沟龋发病率较高,必须尽可能做好预防。

一、青春期主要的口腔问题

(1)伴随着第二性征的逐渐成熟,口腔内的所有乳牙已全部脱落完毕,具有强大咀嚼功能的28~32颗恒牙相继萌出,这为日常咀嚼、发音和保持较好的容貌和口齿健美奠定了基础。倘使这一时期个别乳牙尚未脱落,恒牙又从旁侧萌出,属于异常现象,应及时去医院将滞留的乳牙拔掉。

(2)青春期的性激素也会影响口腔黏膜的变化,其程度女性大于男性。常表现为牙龈充血,容易出血。这一时期性激素的分泌与体内调节关系很大。调节功能紊乱可加重口腔疾病,口腔疾病往往与面部痤疮同时出现。

(3)青春期是矫正牙齿不齐以及口腔畸形的好时机。当上下左右的第二磨牙萌出(14岁左右)以后,如果牙齿排列不齐、拥挤、稀疏、上下牙反𬌗、咬𬌗关系过深等,都应在这一时期及时治疗。一般只要坚持,效果都会较好、矫正都会较快,而且无痛苦。需要矫正的青少年切勿错过最佳时机。

(4)青春期在口腔内尚有第三颗磨牙待萌,也就是人们所说的智齿,一般要等到20岁左右开始萌出。但也有一些年轻人在青春后期(17~18岁)就萌出智齿。萌出后,大多位置不理想,不少人这颗牙萌出时歪顶在前面的牙齿上,极容易造成前面牙的龋齿和智齿冠周炎,从而常伴随身体抵抗力的下降出现轻重缓急的疼痛。所以,在青春后期出现类似情况,应及时去医院进行口腔检查,确定萌出的智齿是否有咀嚼功能。如果智齿既无功能,又反复发炎,影响进食和健康,应考虑尽早将其拔掉。

二、青春期的口腔保健方法

(1)进行口腔健康教育,树立口腔健康观念,养成良好的饮食习惯,自觉做好日常口腔清洁等保健工作。戒除吸烟、饮酒等不良习惯,积极调整内分泌平衡,加强专业口腔护理,彻底清除菌斑和牙石,预防口腔疾病。

(2)定期进行口腔检查。青春期正是恒牙建立𬌗关系的重要时期,也是矫正错𬌗畸形的最佳时机。因此,要定期进行口腔检查,检查牙、牙列、咬合关系及软组织是否正常,如发现异常,应及时向家长说明,取得家长的理解,尽早接受专业矫正。

(3)提供口腔卫生保健用品,指导科学刷牙。刷牙的方法要因人而异,选择最适合个人的有效方法。目前市面上的牙刷种类繁多,各具优缺点,也应该根据自己的年龄和生理特征仔细甄别选购。

第四节 老年人口腔保健

WHO提出了老年人划分的新标准:60～74岁的人群称为年轻的老年人;75～89岁的人群称为老年人;90岁及以上的人群称为长寿老年人。从20世纪下半叶开始,人均寿命逐渐延长,老年人口的比例增加,世界人口的年龄分布发生了明显的改变,许多国家已经逐渐步入老龄化社会阶段。随着年龄的增长,自身免疫系统的衰弱,老年人患各种急、慢性传染病和致命性疾病的风险大大增加。这一增龄过程可以直接或间接地增加老年人患口腔疾病和牙齿脱落的危险性。因此,做好口腔保健对于保证老年人的正常生活至关重要,而且非常紧迫。

一、老年人口腔疾病的特点

与老龄化有关的主要口腔问题有牙齿缺失、牙龈退缩和根面龋、无牙颌和不健康的牙周及黏膜组织等。

1. 牙齿缺失 牙齿缺失是最常见的老年人口腔问题,主要由龋病和牙周病所致。尽管在横断面研究和纵向研究中发现随着年龄的增长,牙齿缺失呈现上升趋势,但在一些工业化程度较高的国家,成年人无牙颌的患病率从20世纪60年代开始却呈下降趋势。

2. 龋病 龋病常被认为是儿童的口腔疾病,但实际中患龋病的老年人也越来越多了。龋病是成年人牙齿缺失的最主要原因。随着无牙颌的发生率越来越低,越来越多的老年人口腔内存留牙齿,龋病的危险性也增加了。根面龋是老年人常见的龋病。事实上,老年人患龋病的危险因素和其他成年人一样,只不过老年人全身免疫力的下降和其他疾病状况加剧了龋病的危险性。尤其是进食方式受限的老年人,口腔卫生环境较差,延长了口腔内细菌接触食物的时间,也会增加患龋病的危险性。

3. 牙周病 牙龈炎的主要致病因素是口腔卫生环境差。大多数情况下,去除菌斑能够减轻牙龈组织的炎症反应,牙龈炎可以治愈。老年人的牙周炎多属于慢性的。慢性牙周炎目前被认为是短时间的疾病活动或破坏期与长时间的疾病静止期交替进行的结果。老年人的牙周组织破坏多数是长期牙周炎破坏积累的结果。研究发现老年人中急性、进展性的牙周炎并不常见。急性、进展性的牙周炎常导致牙齿很早就脱落了,这说明年龄的增长并不是牙周病的危险因素。老年人衰退的免疫反应则可加剧牙周炎。缺乏维生素C、钙、锌等营养素可能会增加老年人患牙周炎的易感性,加剧牙周炎的进展。吸烟也是加剧牙周炎的一个危险因素。

Note

4.口腔念珠菌感染 口腔念珠菌感染分为急性和慢性感染。急性感染表现为伪膜性或萎缩性。慢性感染表现为萎缩性或增生性。老年人最常见的两种口腔念珠菌感染为急性伪膜性（急性口疮）和慢性萎缩性。急性口疮的特点是黏膜表面有凝乳状的白色伪膜,患者常伴随口腔烧灼感。任何影响患者免疫系统,改变正常菌群的疾病或状态都可认为是口腔念珠菌感染的危险因素。慢性萎缩性念珠菌感染者常常表现为整个口腔发红、有烧灼感。

二、老年人口腔疾病的保健方法

针对老年人这一特定群体,进行口腔保健要与全身保健相结合,在预防、治疗、修复和康复各个环节上都要统筹安排,合理规划。

(一)提高自我口腔保健能力

针对老年人的心理状态变化和普遍存在的口腔卫生问题,以及不讲究口腔卫生的旧观念,开展有针对性的口腔健康教育活动,指导他们正确刷牙、适当补充氟化物等,提高其自身的口腔保健意识。

刷牙时选用老年人专用或成人用的保健牙刷,最好选用含氟牙膏,以预防根面龋。老年人由于牙缝较宽、牙齿稀疏,推荐使用牙间隙刷,或者使用牙线洁牙,有利于去除邻面与根面的菌斑。剔牙时,要顺着每个牙缝的两个牙面缓缓滑动,不可用力过猛或过快。餐后要用清水漱口,最好是刷牙。要坚决纠正不良卫生习惯,如吸烟、嗜酒和用牙咬硬物等。另外,要注意保护基牙,因为基牙有稳固义齿的功能,又承受额外的咀嚼力,但又往往不容易清洁或被忽视。保护基牙最主要的是坚持每天认真仔细地刷牙,尤其是邻面。基牙有病要及时治疗。

老年人的自我保健活动是他人所无法完全取代的,但对那些有严重慢性疾病的老年人,如阿尔茨海默病或半身不遂的老年人,家庭成员和医务人员要对其进行特殊口腔护理。

(二)改善膳食营养结构

良好的营养状态对于疾病的预防、治疗和康复是必不可少的条件。而事实上老年人特别容易营养不良。老年人需要的热量和蛋白质比青少年少,但对钙、铁等矿物质及维生素的需求量则随着年龄的增长而相应地增加。因此,老年人要严格限制各种甜食,多吃新鲜蔬菜和瓜果,合理安排膳食,保持良好的饮食习惯。

(三)定期进行口腔健康检查

由于老年人口腔卫生状况普遍较差,口腔疾病发展速度较快,口腔功能也较差。因此,应为老年人提供定期口腔保健,包括检查、洁牙等。有条件的最好每 3 个月进行一次口腔检查,至少也应一年检查一次。即使所有牙齿都脱落了,也要定期接受口腔癌的排查。如果出现口腔肿胀、疼痛、麻木,要尽快寻求口腔医生进行诊治。

(四)康复口腔基本功能

大多数老年人的口腔功能有不同程度的丧失。牙齿松动、缺失是常有的现象。要使口腔内的余牙保持健康,一是由专业人员帮助洁治和治疗,再通过个人口腔保健加以保持;其次是对缺失牙进行修复,以减轻余牙的咀嚼负担,恢复口腔的基本功能。同时,要保护好义齿,餐后要洗刷干净,睡前摘下浸泡于清水中,以防变形。已经修复的义齿,要定期检查,及时修改调整。久戴义齿常有不适,甚至引起口腔组织红肿、疼痛、溃疡,需要由医生检查,及时处理或更换义齿。保持义齿处于功能状态是口腔康复保健的重要内容。

知识链接 9-2

Note

第五节 残疾人口腔保健

口腔健康是残疾人基本的生存和生活需要之一。由于残疾人的生活不能完全自理,其口腔卫生更需要家庭、医疗保健机构,以及社会的同情与关照。残疾人生活自理能力的大小随着残疾性质和程度的不同而有较大的差异。残疾人的口腔疾病主要是龋病和牙周病,此外,还有一些先天性的缺陷,如唇裂、腭裂、颌面外伤、错𬌗畸形等。对于有些残疾人来说,咀嚼与吞咽困难,一日三餐也是生活中的一大难题。此外,残疾还往往引起营养不良、龋病、牙周病或其他牙病,从而导致牙齿缺失,以致影响正常的咀嚼和语言功能。

一、残疾人口腔疾病的特点

由口腔疾病引起的各种损伤和障碍会导致三个方面的功能失常:以咀嚼功能为主的生理功能、以语言交流为主的社会功能和以面容美观为主的社会心理功能。

残疾人由于完全或部分丧失自我口腔保健能力,缺乏必要的预防保健措施和及时治疗,其口腔卫生环境普遍比较差。残疾人,尤其是残疾儿童应该成为口腔保健的重点人群之一。由于大多数残疾人缺乏口腔保健的主动要求,残疾儿童家长和教师对口腔保健的重视不够,有些口腔医生也担心为残疾人服务会带来一些额外的负担,加之口腔医学教育中欠缺这一项内容,因而目前残疾人的口腔保健状况不容乐观,对口腔保健服务的需求情况比较紧迫。

二、残疾人口腔保健方法

根据我国具体情况,残疾人的口腔保健应该从以下几个方面进行。

(一)早期口腔卫生指导

残疾儿童的肢体运动障碍有轻有重,程度轻者完全无精神方面的障碍,能够独立进行口腔清洁。重症残疾儿童因不能自理,必须借助监护人的帮助。为使残疾儿童能较好地维护口腔健康和今后参加正常的社会活动,早期功能训练和教育十分必要。因此残疾儿童的父母或其他监护人应懂得口腔健康的意义,掌握口腔保健和日常维护的基本方法,并对残疾儿童进行科学的口腔健康教育。对残疾儿童的口腔卫生指导应以预防为主,尽早发现、尽早治疗、尽早采取护理措施。

(二)口腔保健用品的选择

残疾人的口腔保健用品选择主要根据残疾的性质和程度,选择清洁口腔的适当方法。例如,维护口腔卫生有困难的残疾人可以选用电动牙刷,以达到清洁口腔和按摩牙龈的作用,减轻日常刷牙的疲劳。水冲装置是重症残疾人日常清洁口腔的一种辅助装置,利用水流将口腔内残留的食物碎屑带走,如果加入抗微生物或抗菌斑制剂,也有助于减少或抑制菌斑和牙龈炎的发生。另外,可根据残疾人的肢体活动困难程度,对普通牙刷进行改良设计,使之容易握持,清洗到位,更好地适应实际需要。

(三)特殊口腔护理

对于缺乏生活自理能力的残疾人,至少应该每天帮助其彻底刷牙或使用牙线洁牙一次,有效去除菌斑,必要时使用电动牙刷。帮助残疾人刷牙时,应根据实际情况选择合适的体位、姿势和操作方式(图9-2)。

(1)让患者坐在椅子上,在身后用手稳住患者头部,使其靠着椅背,可用枕头垫在头后部,

Note

115

刷患者上牙时可让患者将头稍向后仰起,按照正常人刷牙方式进行。

(2)监护人也可以坐在矮椅子上,让患者坐在地板上或垫子上,让其背部靠着监护人,用膝盖支撑其头部和肩部进行刷牙。

(3)让患者躺在床上,监护人坐在其身边操作。

(4)如果患者坐不稳,可用宽带缚住腰部,如果必须控制患者的手和身体活动,监护人可用一只手搂住其胸部进行。

(5)如果是残疾儿童,可让其头部躺在监护人的肘部;如果无法控制其活动,则需两个人面对面,一人抱着孩子,另一人刷。

(6)如果患者有肌肉痉挛,可用橡皮或纱布缠住几块压舌板,放在上下牙列之间。

帮助或指导残疾人刷牙是要花费时间和磨炼耐性的,但是应充分认识到,等到患了口腔疾病再去治疗会花费更多的时间和精力。

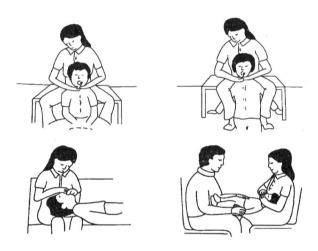

图 9-2 帮助残疾人刷牙去除菌斑

(四)氟化物的适当使用

如可能,最好选用一种全身用氟方法,尤其对于残疾儿童,如饮用氟化自来水、食用氟化食盐、口服氟片,或每天喝一定量的氟化牛奶等,并配合局部用氟方法,如使用含氟牙膏或含氟漱口水,或者由专业人员使用含氟凝胶等,会有明显的防龋功效。

(五)窝沟封闭

窝沟封闭剂用于发育性残疾儿童预防龋病效果良好。应用的原则与正常儿童相同。使用橡皮障隔离唾液特别重要。一旦牙萌出之后应尽快进行封闭。

(六)减少糖与甜食的摄取

在日常饮食中,有意识地减少糖与甜食的摄入非常重要。除一日三餐外,其他时间补充的膳食,不应含有糖和精制碳水化合物,以减少酸的形成,避免对牙釉质的侵蚀,以达到防龋的效果。残疾人可适当使用甜味剂来代替糖和甜食。

(七)定期口腔健康检查

口腔专业人员应定期为残疾人提供检查、洁治、局部用氟、健康教育和适当治疗等服务。每半年到1年检查一次,发现问题及时处理。

要把残疾人的口腔保健纳入初级卫生保健的范畴,并作为残疾人医疗保健的内容之一。基层医疗部门和医务工作者要为残疾人提供基本口腔卫生保健服务。家庭成员尤其是监护人要高度重视残疾人的口腔健康状况,并提供耐心、细心的照料,这样才能保证残疾人的口腔健康。

本 章 小 结

不同人群的口腔疾病患病特点各不相同,对口腔保健的需求也不一样。结合不同人群口腔疾病的发病特点,制定相应的处置原则、口腔基本保健方法以及开展口腔健康教育的内容、要求和方法,并结合实际情况,更好地在实践中正确运用,从而改善不同人群的口腔健康状况。

(魏 丽)

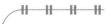

在线答题

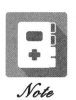

第十章　口腔流行病学

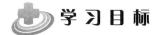
1. 掌握：口腔疾病流行病学调查的原则；口腔流行病评价的常用指数。
2. 熟悉：口腔流行病学的基本方法；口腔流行病的患病状况及流行的危险因素。
3. 了解：口腔健康状况调查的资料整理与分析。

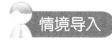情境导入

　　2015 年，我国开展了第四次全国口腔健康流行病学调查。本次调查结果显示，居民口腔健康素养水平逐渐提高。与十年前相比，居民口腔健康素养水平和健康行为情况均有不同程度的改善。

　　其中，居民口腔健康知识知晓率为 60.1%，84.9% 的人对口腔保健持积极态度。5 岁和 12 岁儿童每天两次刷牙率分别为 24.1%、31.9%，含氟牙膏使用率分别为 42.1%、55%，因预防口腔疾病和咨询检查就诊的比例分别为 40%、43.2%。成人每天两次刷牙率为 36.1%，含氟牙膏使用率为 61.0%。各年龄组女性每天两次刷牙率均高于男性，城市高于农村。

第一节　口腔流行病学的概念

　　口腔健康是身心健康与生命质量的重要组成部分，是延长健康寿命不可缺少的重要支柱。口腔健康在促进全身健康、提高生命质量、延长健康寿命、促进人类发展方面起到重要作用。目前，口腔疾病已成为人类常见的疾病之一，世界卫生组织把牙齿健康列为人体健康的十大标准之一，把龋病列为仅次于心血管疾病、癌症之后应重点防治的第三大慢性非传染性疾病，而在我国，各地区调查显示，龋病、牙周病、口腔黏膜病、唇舌疾病和口腔癌的患病率都很高。因此，口腔流行病学在促进口腔健康和控制口腔疾病中将会发挥巨大的作用。

一、定义

　　口腔流行病学(oral epidemiology)，即用流行病学的原则、基本原理和方法，研究人群中口腔疾病的发生、发展、分布规律及其影响因素，同时研究口腔健康及其影响因素，为探讨口腔疾病的病因、流行因素，制订口腔保健计划，选择防治策略和评价服务效果打下良好基础。因此，口腔流行病学是流行病学的一个重要组成部分，是流行病学方法在口腔医学中的应用，它与预防医学、临床医学和基础医学有着非常密切的联系。

二、作用

(一)描述人群口腔健康与疾病状态的分布规律

口腔流行病学可用于对人群口腔健康状况进行描述,横断面调查是描述性口腔流行病学最常用的方法。它可以通过对一个地区、某一人群在一定时间内的某种或某些口腔疾病进行调查,获得该地区特定人群某种或某些口腔疾病的患病情况和分布特点的资料。例如,获取这些疾病在年龄、性别、职业、种族、文化、经济、习惯等方面的分布情况的资料,用于与其他地区人群或不同时期人群进行比较和评价。

(二)研究口腔疾病的病因和影响流行的因素

用横断面调查的方法难以研究口腔疾病的病因,但通过横断面调查可以提供某种或某些口腔疾病的流行因素线索,形成危险因子假设,然后用分析性流行病学的研究方法对该危险因子进行验证,借以判断该疾病可能的病因。如果需要再采用其他的研究方法,如流行病学实验和多种实验室的方法,有时还可结合临床研究,综合这些结果,可有助于进一步揭示该疾病的病因因素。

(三)用于研究口腔疾病预防措施并评价其效果

口腔流行病学也可用于口腔疾病预防措施和预防方法的研究,并对其效果进行评价。一种新的预防方法或预防措施,在取得大量非实验流行病学研究的证据之后,可用流行病学实验方法对其效果进行检验,通常是把受试人群随机分配到干预组或对照组,并在实验过程中采用盲法或双盲法。经过一定的实验周期,比较两组人群的发病差异。这样可检验新的预防措施的防病效果。

对于已经应用的预防措施和预防方法,其效果可用口腔流行病学方法进行评估,以确定这些措施是否可供选择应用。

(四)用于疾病监测

口腔流行病学可用于对口腔疾病发展趋势的监测。口腔疾病的流行常受到多种因素的影响,包括社会经济环境、卫生保健服务、行为与生活方式等。因此,随着时间的推移,人群中口腔疾病的流行情况常会随着这些因素的改变而变化。通过定期开展口腔疾病的流行病学调查,有助于监测口腔疾病的发展趋势。许多国家会定期开展全国性的口腔健康调查,用来监测本国居民口腔疾病患病情况的变化。自 1983 年开始,我国每 10 年左右开展一次全国口腔健康流行病学调查,至今开展了四次,分别是 1983 年、1995 年、2005 年和 2015 年。

(五)用于制定口腔卫生保健规划并评价其进展

口腔流行病学调查的结果是各级卫生行政部门制定口腔健康目标、规划口腔保健措施的主要依据。我们国家疆土宽广,各地区情况很不平衡,经济状况、卫生保健状况、生活习惯、地理环境以及气候条件等相差很大。这种状况使卫生行政部门在制定口腔健康目标和规划时,必须有大量确切的调查资料作为依据,根据这些信息,卫生行政部门可制定一定时期的口腔健康目标规划,这些目标应具有很强的针对性,尽量量化,实际可行。同时,为达到这些目标,卫生行政部门还必须提出具体的口腔保健策略措施,合理地分配各种资源,以期在规定的实施期限结束时评价达标的程度。

采用口腔流行病学方法可对目标规划的实施效果进行评价。一般在制定一个目标规划后,在实施过程中,应有中期评估,以确定所制定的目标能否达到,如果发现期限结束时达到该目标有困难,则在中期就应对目标进行相应的调整,使其更切合实际。

三、研究方法

流行病学的研究方法主要分为描述性流行病学、分析性流行病学和实验性流行病学三类。可以认为描述性流行病学是其他两种流行病学的基础,描述性流行病学主要是提出病因,而分析性流行病学是检验病因,实验性流行病学是验证病因,它们的论证强度是依次加强的。

(一)描述性流行病学

描述性流行病学(descriptive epidemiology),又称描述性研究(descriptive study),是指根据日常记录资料、调查得到资料以及实验室检查结果,按不同地区、不同时间及不同人群特征,对人群中疾病或健康状况的分布情况进行描述。例如,描述一种疾病在一个人群中的分布,以及与年龄、性别、居住地等的关系。描述性流行病学并不能揭示疾病的病因,但它可以对疾病的病因提出假设,这些假设通过分析性流行病学、实验性流行病学或者临床研究进行检验。它既是流行病学研究工作的起点,也是其他流行病学研究方法的基础。

1.特点

(1)它主要描述疾病或健康状况的三大特征,即地区特征、时间特征和人群特征。

(2)描述性流行病学一般不需要事先设计的对照组,所收集的资料也相对较为粗糙和广泛。

(3)它不能分析暴露与效应之间的因果联系。

2.应用

(1)描述疾病或健康状况的"三间"分布情况,进行社区诊断。

(2)描述某些因素或特征与疾病或健康状况的联系,提出病因假设或提供病因线索。

(3)评价防治措施的效果。

(4)确定高危人群,筛查出患有研究疾病的人群,从而达到早发现、早诊断、早治疗的目的。

(5)为进一步流行病学研究提供基础。

3.分类　描述性流行病学主要包括以下几类。其既可以是横断面研究(cross-sectional study),也可以是纵向研究(longitudinal study),这取决于观察的时间。

1)横断面研究(cross-sectional study)　又称现况研究,它是分析研究的基础,可提供疾病分布现状和进一步研究的假设。它是在某一特定时间内对某一人群中的疾病或健康状况以及相关因素进行调查,用以分析疾病或健康状况及其与这些相关因素的可能联系。由于其研究的是一个短时期或时点内的疾病或健康状况,因此很难进行因果关系的判断。有时可以通过纵向的回顾性调查和随访调查方法了解动态信息以进行一定程度的弥补。

2)纵向研究(longitudinal study)　又称疾病监测,即研究疾病或某种情况在一个人群中随着时间推移的自然动态变化,也就是对一组人群定期随访,对两次或若干次横断面调查结果进行分析。它的作用在于动态地观察疾病或某种现象的演变情况并对其原因进行分析。例如,对一小学某个班级学生的龋病发病情况进行定期检查,以观察龋病在这个班级学生中的变化情况并分析其原因。

3)常规资料分析　又称历史资料分析,即对已有的资料或者疾病监测记录做分析或总结,如病史记录、疾病监测资料等。如研究某市居民拔牙原因,可研究该市若干医院近5年的病历资料,经统计分析可找出不同年龄组牙齿丢失最主要的原因,如因龋病、牙周病、外伤、修复需要等而拔除病牙。这种研究结果可为开展口腔保健工作提供必要的信息。

(二)分析性流行病学

分析性流行病学(analytical epidemiology),又称分析性研究(analytical study),是指利用所假设的病因或流行因素进一步在选择的人群中探索疾病发生的条件和规律,以确定疾病的发生是否与暴露于某因子有关,验证所提出的假设。分析性研究的方法主要包括病例对照研究和队列研究,这两类研究均属纵向研究。

1. 病例对照研究(case-control study) 选择所研究疾病的一组患者(病例组),与一组无此病的人(对照组)对照,调查他们对某个或某些因素的暴露情况,比较两组中暴露率的差异,以判断暴露因素与此病有无关联。如果病例组某因素的暴露率明显高于对照组,则认为该因素与所研究的疾病有联系。病例对照研究的特点是根据是否患病,把研究对象分成病例组、对照组,两组除是否患病不同外,其他条件应尽量相似,然后通过病史询问等方式比较病例组和对照组患者在过去暴露的某些可疑致病因素的情况,从而确定这种因素是否与疾病有联系及联系强度。因为病例对照研究从时间上是回顾性的,所以又叫回顾性(retrospective)研究。

2. 队列研究(cohort study) 又称群组研究,是指把研究对象按是否暴露于某因素分为有暴露组与无暴露组,跟踪随访一定的时间,比较两组间所研究疾病的发病率差异,以及研究这个疾病与暴露因素之间的关系。这种研究方法是由因到果的研究方法,由于所得资料是随访获得而不是通过受检人的回忆收集起来的,因此队列研究比病例对照研究所得的资料客观,可靠性大。队列研究的特点是根据假设病因的分布及强度将自然人群分组,随访一定时间以观察疾病的发生或死亡情况,从而确定假设病因与疾病的联系及联系强度。队列研究从时间上是前瞻的,先有"因",后有"果",所以又叫前瞻性(prospective)研究。

(三)实验性流行病学

实验性流行病学(experimental epidemiology),又称实验性研究(experimental study),是指将实验对象随机分为实验组及对照组,通过比较实验组和对照组的结果而确定某项预防措施的效果与价值的一种前瞻性研究。实验性流行病学现已广泛应用于医学研究的各个方面,在口腔疾病的病因研究、防治效果研究等方面也都取得了较大成就。

实验性流行病学与一般基础医学学科的实验不同,主要在患者和人群现场进行。患者和人群现场是流行病学最主要、最大的实验室。如随机对照试验(randomized controlled trial),特点是将患有某种疾病的人群,随机分配至两组或多组中的任意一组,每一组暴露于由研究者控制的不同实验因素或水平,然后确定每一组的干预结果。

1. 研究方法 试验研究可分为临床试验、现场试验和社区干预试验三种方式。

1)临床试验 临床试验(clinical trial)是以临床患者为试验对象,目的是评价一种或者多种临床疗法对疾病转归的影响。在临床试验中经常采用严格的随机分组(实验组和对照组)和盲法(单盲、双盲或三盲试验)原则,以保证试验结果的科学性。

2)现场试验 现场试验(field trial)是以社会人群为研究对象,受试者一般为未患某病的人,最常用于生物制品预防效果的评价。与临床试验相同的是现场试验也必须遵循随机化分组和盲法原则。

3)社区干预试验 社区干预试验(community intervention trial)是选择不同社区分别施以不同干预措施的试验。与现场试验不同的是,社区干预试验不针对个人,不对受试社区的人随机分组,只对受试社区分组。适用于饮水干预和环境干预等流行病学研究。

2. 研究设计 研究设计应遵循下列原则:有明确的研究目的,严格确定对象的选择,设立合理的对照组,采用随机分组和盲法原则,规定统一的防治方法,选择客观的观察指标与评定标准,以及选用合适的统计学分析方法等。其中在临床试验中最重要的是对照组的设计,以及采用的随机分组和盲法原则。

临床试验的设计包括以下几个方面。

1)样本选择 进行临床试验前首先要选好试验对象,并对人群中的患病情况有所了解,如对预防效果的观察最好在高发区进行,因为高发区容易观察效果和对预防措施进行评价。此外,群体人数是否在一定期限内保持稳定,是否支持研究等都是在选择人群时应考虑的问题。例如,在研究龋病预防措施效果时常以小学生为研究对象,这是由于小学生对龋病敏感,并具有相对稳定性,易观察。

2)样本数量　为了保证试验结果获得统计学意义,试验前对所观察的人数应有所估计,一般情况下,样本量越大,越接近总体的真实情况,可靠性也越高,但所花费的人力、物力也越多。样本量多少才合适决定于:①研究样本中疾病患病率的高低,样本间变异性大小。患病率高,变异性小,样本可少些,反之则需多些。②样本中预防措施有效率的高低。有效率高,差异小,样本可少些,反之则应相应多些。③允许误差大小。

3)样本分组　正确的分组是保证齐同对比的关键之一,目的是减少偏倚,增加结果的准确性。正确的分组方法应遵循随机化的原则,随机化的目的是保证实验组和对照组样本有相似的临床特征和相似的可能影响效果因素。完全随机分配可先将样本编号,再利用随机数字表或抽签等方法分组。随机分配或将总的样本数按进入研究的时序分成若干组。分层随机分配可根据不同类别因素将样本先分为若干层,然后在层内随机分配样本至实验组和对照组。

4)盲法试验　为了使试验结果不受任何偏见的影响,在试验中可采用盲法试验,根据盲法程度可分非盲、单盲、双盲等。非盲试验指在临床试验中,研究者和被研究者都知道干预措施的具体内容;单盲试验指仅研究者知道每个被研究者干预措施的具体内容;双盲试验指研究者和被研究者都不知道每个被研究者分在哪一组,也不知道何组接受了何种干预措施。采用何种方法,要根据试验内容和试验条件来决定。一般来说盲法程度越高,越可减少偏见的影响。

5)指标选择　试验效果指标要有高度的特异性、客观性、重复性,能正确反映试验措施的效应,检查指标的方法应严密、准确,检测试剂、方法应标准化。

第二节　龋病流行病学

龋病是人类最常见的口腔疾病,任何种族、年龄、性别的人都可能患龋病。目前,龋病已被世界卫生组织列为继癌症、心血管疾病之后的第三大慢性非传染性疾病,其患病率高、危害范围广,是人类重点防治的疾病之一。

一、龋病流行病学指数

(一)指数的定义

指数(index)表明某种现象变动的程度。在口腔流行病学中,指数起到指标作用或作为指示作用的标志,常用一组数值说明口腔疾病在个体或群体中的临床表现,用数量等级和标准方法来阐述和比较疾病的严重程度。

理想的流行病学指数应符合以下标准。

1.简单　易于理解、掌握和应用,书写简单、快速、重复性好,适用于大面积调查研究工作。

2.价廉　以最少的器材,快速完成检查程序。

3.有效　能客观地反映疾病的流行情况,能通过数量上的差异反映疾病发展的阶段。

4.可靠　测量标准必须客观,允许检查者本人以及多名检查者在完全相同的条件下重复检查,得到相同的结果计分。因此,检查者经很少的培训即可取得一致或可重复。

5.可处理　能够进行统计学处理。

(二)龋病常用指数

龋病常用指数包括龋失补指数、患龋率、龋病发病率与根龋指数等。

1. 龋失补指数

1) 恒牙龋失补指数　恒牙龋失补指数是检查龋病时最常用的指数,该指数是由 Klein 等于 1938 年研究龋病分布时提出的,其主要依据是牙体硬组织已经形成的病变不可能再恢复为正常状态,将永远留下某种程度的历史记录。

龋失补指数用龋(decayed)、失(missing)、补(filled)牙数(DMFT)或龋失补牙面数(DMFS)表示。"龋"是指已龋坏尚未充填的牙;"失"是指因龋丧失的牙;"补"是指因龋已做充填的牙。统计个别患者时,龋失补指数是指龋、失、补牙数或牙面数之和。

成年人因牙周病而失牙的概率较高,因而统计成年人龋失补牙数时有可能将因牙周病丧失的牙也计算在内。因此,按照 WHO 的记录方法,检查 45 岁以上者,不再区分是龋病还是牙周病导致的失牙,其失牙数按口腔内实际丧失牙数计。

2) 乳牙龋失补指数　乳牙龋失补指数是指乳牙的龋、失、补牙数(dmft)或龋、失、补牙面数(dmfs),乳牙龋、失、补定义与恒牙相同,计算因龋丧失的乳牙数须与生理性脱落的乳牙区分,不应以患儿或家长的回忆为依据。WHO 计算失乳牙的标准:9 岁以下的儿童,丧失了不该脱落的乳牙,如乳磨牙或乳尖牙,即为龋失。或用龋拔补牙数(deft)或龋拔补牙面数(defs)作为乳牙龋指数。"拔"是指因重度龋坏,临床无法治疗已拔除的乳牙。也可用龋补牙数(dft)或龋补牙面数(dfs)说明人群中乳牙的患龋情况(表 10-1)。

表 10-1　龋失补指数和牙面数使用方法

患龋情况	DMFT/dmft	DMFS/dmfs
一颗近中𬌗面患龋的牙	D(d)=1	D(d)=2
一个牙面有充填体,另一个牙面有原发龋的牙	D(d)=1	D(d)=1　F(f)=1
一个牙面既有原发龋又有充填体的牙	D(d)=1	D(d)=1
可疑龋	不计分	不计分
一颗龋失牙	M(m)=1	—
前牙龋失	M(m)=1	M(m)=4
后牙龋失	M(m)=1	M(m)=5

2. 龋均和龋面均　龋均(DMFT)指受检查人群中每人口腔中平均龋失补指数。龋面均指受检查人群中每人口腔中平均龋失补牙面数。龋均和龋面均的计算公式如下:

龋均＝龋失补牙之和/受检查人数

龋面均＝龋失补牙面之和/受检查人数

虽然龋均和龋面均都反映受检查人群龋病的严重程度,但两者反映人群龋病严重程度的敏感性不同。相比之下,龋面均较为敏感。

3. 患龋率(caries prevalence rate)　在调查期间某一人群中患龋病的频率,是一种频率指标,故常以百分数表示。患龋率主要用于龋病的流行病学研究,如比较和描述龋病的分布,探讨龋病的病因和流行因素等。计算公式如下:

$$患龋率＝患龋病人数/受检查人数×100\%$$

评价患龋病状况时,必须参考患龋率、龋失补指数等才能做出较全面的评价。

4. 龋病发病率(caries incidence rate)　在一段特定较长(至少 1 年)的时间内,某人群新发生龋病的频率。与患龋率不同的是仅指在这个特定的时期内,新龋发生的频率。此指数可以评估龋病的流行强度,探索龋病的分布特点、发生因素以及预防措施的效果等。计算公式如下:

$$龋病发病率＝发生新龋的人数/受检查人数×100\%$$

5.根龋指数 根龋常发生在中老年人牙颈部,多见于牙龈退缩后,发生在牙根面的龋和因牙根面龋而做的充填。平时所用的患龋率和龋均难以表达牙龈退缩与根面龋的关系。Katz于20世纪80年代提出根龋指数(root caries index,RCI),将牙龈退缩引入其中,其计算公式如下:

$$根龋指数=根面龋数/牙龈退缩牙面数×100\%$$

根龋指数也就是根面患龋率,其中根面龋数包括患根龋的牙面数和因根龋而充填的牙面数。

6.无龋率 全口牙列均无龋的人数占全部受检查人数的百分比。计算公式如下:

$$无龋率=该年龄组全口无龋的人数/受检查年龄组人数×100\%$$

无龋率主要用来表示某个地区人群中某一年龄组的口腔健康水平和预防措施的效果。

二、龋病流行特征

(一)地区分布

世界各国患龋率差别很大,为了衡量各国或各地居民的患龋情况,WHO规定龋病的患病水平以12岁儿童龋均作为衡量标准。WHO公布的资料表明,当前世界范围内龋病分布的特点已发生了很大的变化,原来患龋率较高的工业化国家由于广泛实施各种预防措施,龋均进一步减小及患龋率进一步下降,这些国家的龋均按WHO标准已普遍处于中等以下水平,平均龋均已低于发展中国家。

第四次全国口腔健康流行病学调查结果显示,我国儿童龋病流行处于较低水平。调查发现,5岁儿童龋齿中经过充填治疗的牙齿比例为4.1%,12岁儿童龋齿中经过充填治疗的牙齿比例为16.5%;城市高于农村。这一数据较十年前上升了近50%,说明儿童家长对口腔卫生服务的利用水平有所提升。

龋病在国内各地区的分布也有差异,与内地居民患龋情况比较,沿海居民的龋均、患龋率均高于内地。

不同地区居民的患龋情况不同,除因饮水中含氟浓度及饮食习惯不同外,还可能与土壤中含的微量元素有关。

(二)时间分布

从时间上看,西方发达国家在经过20世纪60年代的一个龋病高峰以后,自20世纪70年代起患龋率逐渐下降。一些发展中国家近20年来的经济有了快速发展,人民生活水平逐渐提高,糖的消耗量增加,但在口腔预防保健措施方面并未有所发展,因而龋病发病率的上升趋势仍在继续。

(三)人群分布

1.年龄 龋病患病随年龄增长而不断变化。在人的一生中,乳牙、年轻恒牙和老年人牙龈退缩后的恒牙易患龋病。

儿童从乳牙萌出后即可患龋病,并随着年龄的增长,在3岁左右患龋率迅速上升,至5~8岁达到发病高峰。6岁左右恒牙开始萌出,乳牙逐渐脱落,乳牙患龋率开始下降。但是,年轻恒牙由于尚未矿化完全,也易感龋病。因此,12~15岁是恒牙龋病的易感时期,患龋率又开始上升。

25岁以后,随着牙齿釉质的再矿化,牙齿对龋蚀的抵抗力增强,患龋情况趋于稳定。当步入中老年时期后,由于牙龈退缩,牙根暴露,如果个人口腔卫生状况不佳,菌斑在根面堆积,则易发生牙骨质龋、根面龋,所以50岁以上老年人的患龋率再次呈上升趋势,这是除牙周病外造成老年人牙齿缺失的又一个重要原因。

第四次全国口腔健康流行病学调查显示,12岁儿童恒牙患龋率为34.5%,比十年前上升了7.8个百分点。5岁儿童乳牙患龋率为70.9%,比十年前上升了5.8个百分点。农村高于城市。儿童患龋情况已呈现上升态势。

2. 性别 目前性别与龋病的关系并无明确定论。有调查显示,乳牙患龋率男性略高于女性,而恒牙患龋率女性略高于男性。这主要是由于女性在生理发育上早于男性,故乳牙的脱落、恒牙的萌出,女性早于男性,造成女性恒牙较早接触口腔环境,较早受到龋蚀的侵袭。

3. 民族 民族之间的差异也是造成患龋率不同的重要因素之一。即使在同一国家,不同的民族,由于饮食习惯、风俗习惯、人文地理环境的差异,患龋率亦有差异。抽样调查资料显示,我国少数民族中患龋率最高的是彝族(患龋率为56.0%,龋均1.52),最低的是回族(患龋率为18.2%,龋均0.3)。汉族与少数民族龋均对比,汉族高于回族、维吾尔族、哈萨克族,而朝鲜族、苗族、彝族的龋均都高于汉族。

4. 城乡居民 在发展中国家,一般城市居民的患龋率高于农村,这可能与居民的生活方式、饮食结构的特点有关。城市居民的糖摄入量较多,若口腔卫生状况不良、口腔保健措施不力,患龋病的可能性将会增大。但随着经济文化的发展、口腔健康活动的广泛开展、刷牙等口腔卫生习惯的建立、氟化物的推广使用等口腔保健措施的有利配合,城市儿童的患龋率、龋均得到较好控制。而农村的口腔预防保健措施相对落后,出现了农村居民患龋率高于城市的现象。在一些西方工业化国家中,由于城市和农村生活水平、糖的食用量、口腔保健措施基本一致,故城乡居民患龋病情况无明显区别。

三、龋病流行的危险因素

(一)饮食习惯

人体主要的营养来源于食物,口腔内的微生物也利用残留食物获取能量进行合成和分解代谢,糖是微生物代谢产酸的重要物质基础。

流行病学研究表明,糖的摄入量、摄入频率和糖加工的形式与龋病的发生有着密切关系。著名的瑞典 Vipeholm 试验结果显示,两餐之间食糖或甜食,龋病发生增加显著;食黏性奶糖或巧克力,龋病发生最为严重;食甜面包与饴糖比糖水患龋病情况严重;间食甜点心次数越多,龋齿越多;糖在牙面上停留时间越长,龋坏危险性越大。因此,控制糖的各种影响因素有利于防止龋病的发生。

(二)氟摄入量

除去含氟牙膏的影响,人体氟的主要来源是饮水。研究结果表明,患龋率一般与水氟浓度呈负相关。无论在南方还是在北方,水氟浓度在$0.6\sim0.8$ mg/L时,龋均最小及患龋率最低,低于此浓度时,龋均增多、患龋率上升。

(三)家族影响

龋病常在家族之中流行,同一家族成员之间会以相似的形式传播。父亲或母亲如果是龋病易感者,他们的子女常常也是龋病易感者。龋病在家族之中流行,很可能与生活习惯(如喂养习惯等)导致龋微生物传播有关。

第三节 牙周病流行病学

牙周病是指发生在牙周组织的慢性、进行性、破坏性疾病,是一类严重影响人类口腔健康的疾病,主要包括牙龈炎和牙周炎。牙周病可造成牙周袋、牙周溢脓、牙齿松动、口臭等,对人体健康的损害极大,是中老年人缺牙的主要原因。其主要的致病因素有口腔卫生不良,菌斑、牙石刺激等局部因素和机体免疫缺陷,营养不良,内分泌功能失调等。

流行病学调查发现,牙周病在不同人群中发病率不同,并不是所有口腔卫生不好的人均患牙周炎,只有少部分人处在疾病进展的危险中,存在危险因素即所谓的易感人群。另外,对牙周病的纵向观察发现,牙周炎的进展是间歇性的,而不是匀速发展的。如果能找出易感人群,找出判断疾病活动性的指标,及时采取针对性的治疗措施,将具有重要的社会和经济意义。

一、牙周健康指数

(一)简化口腔卫生指数

简化口腔卫生指数(oral hygiene index-simplified,OHI-S)是由 Greene 和 Vermillion 于1964 年提出的,对口腔卫生指数(OHI)加以简化,使之更易操作。两者的区别在于 OHI 需检查全口 28 颗牙,OHI-S 只检查 16、11、26、31 的唇(颊)面,36、46 的舌面共 6 个牙面。

OHI-S 包括简化软垢指数(DI-S)和简化牙石指数(CI-S),主要用于人群口腔卫生状况评价。

1.检查方法 检查软垢以视诊为主,根据软垢面积按标准记分,当视诊困难时,可用镰形探针自牙切缘 1/3 处向牙颈部轻刮,再根据软垢的面积按标准记分。检查牙石时,将探针插入牙远中面龈沟内,然后沿龈沟向近中移动,根据牙颈部牙石的量记分。将每个牙面软垢或牙石记分相加,即为个人 OHI-S。将个人 OHI-S 相加,除以受检查人数,即为人群 OHI-S。

2.记分标准(图 10-1,图 10-2)

DI-S:

0＝牙面上无软垢

1＝软垢覆盖面积占牙面 1/3 以下

2＝软垢覆盖面积占牙面 1/3～2/3

3＝软垢覆盖面积占牙面 2/3 以上

CI-S:

0＝龈上、龈下无牙石

1＝龈上牙石覆盖面积占牙面 1/3 以下

2＝龈上牙石覆盖面积占牙面 1/3～2/3,或牙颈部有散在龈下牙石

3＝龈上牙石覆盖面积占牙面 2/3 以上,或牙颈部有连续而厚的龈下牙石

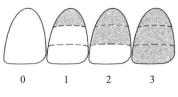

图 10-1　简化软垢指数　　　　　　　　　　图 10-2　简化牙石指数

(二)菌斑指数

菌斑指数(plaque index,PLI)由 Silness 等在 1964 年提出,根据牙面菌斑的厚度记分而不根据菌斑覆盖面积记分,用于评价口腔卫生状况和衡量牙周病防治效果。

1.检查方法 用视诊结合探针的方法检查,检查时用探针轻划牙面,根据菌斑的量和厚度记分。菌斑指数可检查全口牙面,也可检查选定的几颗牙。每颗牙检查 4 个牙面,即近中颊面、正中颊面、远中颊面以及舌面。每颗牙的记分为 4 个牙面记分之和除以 4,个人记分为每

颗牙记分之和除以受检牙数。

2. 记分标准(图10-3)

0＝龈缘区无菌斑

1＝龈缘区的牙面有薄的菌斑,但视诊不可见,用探针尖的侧面可刮出菌斑

2＝在龈缘或邻面可见中等量菌斑

3＝龈沟内或龈缘区及邻面有大量软垢

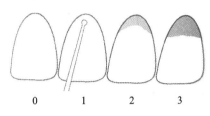

图10-3 菌斑指数

(三)Turesky 改良的 Q-H 菌斑指数

Quigley 和 Hein 在1962年提出了0~5岁的菌斑指数记分标准,提出的依据是他们认为牙颈部的菌斑与牙周组织健康关系更为密切。Turesky 等对 Quigley 和 Hein 的菌斑指数做了修改,提出了更为客观的记分标准。

1. 检查方法 检查除第三磨牙以外的所有牙的唇舌面,也可以按照1959年 Ramfjord 提出的方法,只检查指定的6颗牙,即16、21、24、36、41、44。先用菌斑染色剂使菌斑染色,再根据牙面菌斑面积记分。

2. 记分标准(图10-4)

0＝牙面无菌斑

1＝牙颈部龈缘处有散在的点状菌斑

2＝牙颈部菌斑宽度不超过1 mm

3＝牙颈部菌斑覆盖宽度超过1 mm,但覆盖面积占牙面1/3以下

4＝菌斑覆盖面积占牙面1/3~2/3

5＝菌斑覆盖面积占牙面2/3以上

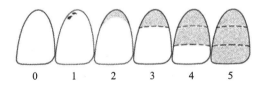

图10-4 Turesky 改良的 Q-H 菌斑指数

(四)牙龈指数

牙龈指数(gingival index,GI)为 Loe 和 Silness 于1967年修订。该指数只观察牙龈情况,检查牙龈颜色和质的改变,以及出血倾向。

1. 检查方法 检查使用钝头牙周探针,结合视诊和探诊,检查全口或几颗选定的牙。必须检查每颗牙周围的牙龈,将其周围牙龈分为近中唇(颊)乳头、正中唇(颊)缘、远中唇(颊)乳头和舌侧龈缘。每颗牙的记分为4个牙面记分的平均值,每人记分为全部受检牙记分的平均值。

2. 记分标准(图10-5)

0＝牙龈健康

1＝牙龈轻度炎症,牙龈的颜色有轻度改变并轻度水肿,探诊不出血

2＝牙龈中等炎症,牙龈色红,水肿光亮,探诊出血

3＝牙龈严重炎症,牙龈明显红肿或有溃疡,并有自动出血倾向

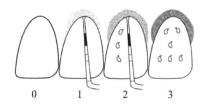

0　　　1　　　2　　　3

图 10-5　牙龈指数

(五)龈沟出血指数

牙龈炎时,一般都有红肿现象,但龈沟出血则是牙龈炎活动期的表现,因此根据龈沟出血情况对牙龈进行评价,更能反映牙龈炎的活动状况。

1.检查方法　检查用视诊和探诊相结合的方法,所用探针为钝头牙周探针,检查时除观察牙龈颜色和形状外,还须用牙周探针轻探龈沟,观察出血情况。检查龈沟出血指数前,一般不能检查菌斑指数,因染色剂使用后,会影响龈沟出血情况的辨别。

2.记分标准

0＝龈缘和龈乳头外观健康,轻探龈沟后不出血

1＝龈缘和龈乳头呈轻度炎症,轻探龈沟后不出血

2＝牙龈呈轻度炎症,有颜色改变,无肿胀或血肿,探诊后点状出血

3＝牙龈呈中度炎症,有颜色改变和轻度水肿,探诊后出血,血溢在龈沟内

4＝牙龈呈重度炎症,不但有色的改变,并且有明显肿胀,探诊后出血,血溢出龈沟

5＝牙龈有色的改变,明显肿胀,有时有溃疡,探诊后出血或自动出血

(六)社区牙周指数(CPI)

社区牙周指数操作简便,重复性好,适合于大规模的口腔流行病学调查。社区牙周指数需借助特殊器械在规定的牙位上检查。

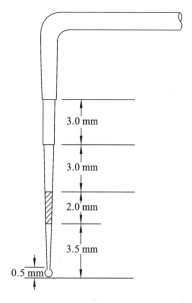

3.0 mm

3.0 mm

2.0 mm

3.5 mm

0.5 mm

图 10-6　CPI 牙周探针

1.检查方法

1)检查器械　使用 WHO 推荐的 CPI 牙周探针(图 10-6)。探针尖端为一个小球,直径为0.5 mm,在距顶端3.5～5.5 mm处为黑色涂抹的区域,距顶端8.5 mm和11.5 mm处有两条环线。在牙周检查时 CPI 探针的作用:检查牙龈出血情况,顶端小球可避免探针头部过于尖锐而刺伤牙龈组织导致出血,而误诊为牙龈炎;探测龈下牙石;测牙龈沟或牙周袋的深度,探针在3.5 mm和5.5 mm处的刻度便于测定牙周袋深度。

2)检查项目　牙龈出血、牙石和牙周袋深度。

3)检查方法　以探诊为主,结合视诊。检查时将 CPI 探针轻缓地插入龈沟或牙周袋内,探针与牙长轴平行,紧贴牙根。沿龈沟从远中向近中移动,做上下短距离颤动,以感觉龈下牙石。同时查看牙龈出血情况,并根据探针上的刻度观察牙周袋深度。CPI 探针使用时所用的力不应过大,过分用力会引起患者疼痛,有时还会刺破牙龈。

4)检查指数牙　将口腔分为 6 个区段。

17～14　13～23　24～27
47～44　43～33　34～37

检查每个区段的指数牙,20岁以上者需要检查以下10颗指数牙的牙龈出血、牙石和牙周袋情况:

17　16　11　26　27
47　46　31　36　37

20岁以下15岁以上者,为避免第二恒磨牙萌出过程中产生的假性牙周袋,只检查6颗指数牙:

16　11　26
46　31　36

15岁以下者,因相同原因,也只检查以上6颗指数牙,并且只检查牙龈出血和牙石情况,不检查牙周袋深度。

WHO规定,每个区段内必须有2颗或2颗以上功能牙,并且无拔牙指征,该区段才做检查。成年人的后牙区段,有时缺失一颗指数牙或有拔牙指征,则只检查另一颗指数牙。如果一个区段内的指数牙全部缺失或有拔牙指征时,则检查此区段内的所有其余牙,以最重情况记分。每颗指数牙的所有龈沟或牙周袋都必须检查到。每个区段两颗功能牙检查结果,以最重情况记分。以6个区段中最高的记分作为个人CPI值(图10-7)。

2.记分标准

0＝牙龈健康

1＝牙龈炎,探诊后出血

2＝牙石,探诊可发现牙石,但探针黑色部分全部暴露在龈袋外

3＝早期牙周病,探针黑色部分被龈缘覆盖,龈袋深度在4～5 mm

4＝晚期牙周病,探针黑色部分被龈缘完全覆盖,牙周袋深度在6 mm或以上

×＝除外区段(至少两颗功能牙存在)

9＝无法检查(不记录)

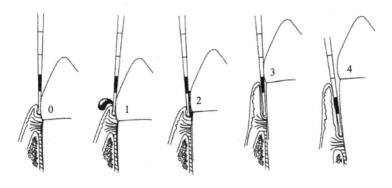

图10-7　CPI标准

二、牙周病的流行特征

1.地区分布　几乎所有国家70％以上的成人患有牙龈炎和牙周炎。过去对牙周病的理解,认为发展中国家的患病率与严重程度均较高,而发达国家较低。然而20世纪80年代以来的流行病学资料显示,情况并非如此。WHO全球口腔资料库的资料表明,严重牙周病的发病率在发展中国家和发达国家没什么显著差异,几乎都在7％～15％。当然由于各国资料收集的方法等存在系统差异,所以还需要进一步的研究才能做出论断。此外,牙周病在不同地区的

患病情况不同,与地区之间的经济状况有一定的关系。发展中国家的牙龈炎、牙石等的患病程度还是高于发达国家,农村居民的患病程度高于城市居民。

2.时间分布 西方工业发达国家的情况,牙龈炎和龋病的患病率相似,在经过20世纪60年代的高峰后,自20世纪70年代起开始持续下降。随着口腔公共卫生的发展和预防工作的展开,在20世纪80年代后已经达到一个很低的水平。我国的情况与大多数发展中国家类似,牙周病的患病率还处于较高的水平。

3.年龄分布 牙周病的发病率随年龄增长而升高。如果口腔卫生习惯较差,6岁左右就有可能患牙龈炎,以后随着年龄增长,部分牙龈炎逐渐发展成牙周炎。

第四次全国口腔健康流行病学调查显示,老年人口腔状况及口腔卫生服务水平有所提升,但中年人牙周健康仍有待提升。

65~74岁老年人中,存留牙数为22.5颗,城市高于农村,全口无牙的比例为4.5%,农村高于城市;缺牙已修复治疗比例为63.2%,城市高于农村。与十年前相比,老年人存留牙数平均增加了1.5颗,全口无牙的比例下降了33.8%,修复比例上升了29.5%。

35~44岁居民中,口腔内牙石检出率为96.7%,男性高于女性,农村高于城市,与十年前相比,变化不大;牙龈出血检出率为87.4%,男性高于女性,农村高于城市,与十年前相比,上升了10.1个百分点。需进一步提高其口腔健康保健意识,养成良好习惯,定期口腔检查,及时洁治牙齿。

4.性别分布 牙周病与性别的关系尚不明确,各种研究的说法不同。但多数报道为男性发病率高于女性,这可能与男性中吸烟人数较多有关。

5.民族分布 不同民族牙周病的患病情况也与龋病相似,各个民族之间差异很大。

三、牙周病流行的危险因素

牙周病的致病因素目前较为公认的是口腔卫生、吸烟和营养的影响等。

1.口腔卫生 口腔卫生状况与牙周病有着直接关系。良好的口腔卫生习惯(刷牙)可以保证菌斑的定时清除,牙龈炎发生的可能性就小,牙周状况就好。不良或不正确的口腔卫生习惯,导致菌斑和牙石的堆积,牙龈炎不能避免,将来演变成牙周炎的风险就会大大增加。

2.吸烟 吸烟是引起牙周病的高危因素之一。吸烟者菌斑和牙石的堆积增多,加重牙龈炎,使牙周炎的进展加快,牙周炎病变程度加重。从加重牙周病的严重程度看,吸烟对牙槽骨丧失、松动和牙周袋加深有剂量效应,吸烟次数越多,吸烟史越长,牙周病越严重。

3.营养 营养状况是影响牙周组织对致病因素的抵抗力的重要条件。营养不良将造成牙周组织功能降低。蛋白质缺乏可使牙周结缔组织变性,牙槽骨疏松;还可以影响抗体蛋白的合成,使机体免疫力下降;某些维生素与牙周组织胶原合成有关,特定维生素的缺乏会造成牙周组织创伤愈合延迟。

4.全身系统性疾病 一些全身系统性疾病如糖尿病等,常常伴有组织缺损和某些功能下降或机体免疫调节能力减退。研究表明,糖尿病患者的牙周组织内一些炎症细胞活跃,炎症介质增多,牙周组织的修复功能也有所减弱,易产生牙周炎。对于这些牙周病患者,如果能够有效地控制全身系统性疾病的发展,就可能显著减轻牙周病的症状。

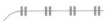

第四节 其他常见口腔疾病的流行概况

一、牙颌异常

牙颌异常(dentofacial anomalies)是指儿童在生长发育过程中,由于先天遗传或后天环境因素如不良习惯、疾病、替牙紊乱、发育异常等影响,而导致的牙齿、颌骨、颅面部的畸形。其临床表现为牙列不齐,殆关系紊乱,颌骨大小、形态、位置异常等,不但影响人的面部外形发育,而且对咀嚼、发音等功能也造成不同程度的影响,甚至影响正常心理发育。

(一)指数

由于牙颌异常种类很多,临床上使用的分类标准也较多,缺乏统一性,这些标准多适用于临床诊断,不适宜用于流行病学调查。1997年WHO根据牙颌异常的不同类型,推荐采用美观指数,一般用于12岁以后的年龄组作为流行病学调查的记分标准,介绍如下。

1. 前牙和前磨牙缺失 检查上下颌牙弓切牙、尖牙和前磨牙的缺失情况,记录缺失牙数。了解所有前牙缺失原因,如是否因美观原因而拔牙等。如果缺牙后间隙已关闭,或该牙位恒牙未萌出而乳牙仍滞留,或缺失的切牙、尖牙和前磨牙已被固定修复替代,则不能作为缺失牙记录。

2. 切牙段拥挤 两侧尖牙之间的间隙不足以容纳4颗切牙正常排列,切牙扭转或错位于牙弓之外。按以下标准记分:

0=不拥挤

1=一段拥挤

2=两段拥挤

对于4颗切牙排列整齐而有1颗或2颗尖牙错位的情况,则不作为切牙拥挤记录。若有疑问,以低标准记分。

3. 切牙段出现间隙 上下牙弓左右尖牙之间的间隙超过容纳4颗正常切牙的需要,则出现间隙。如果一颗或多颗切牙的邻面没有牙间接触,此段记录为切牙有间隙。对于乳牙刚脱落恒牙即将萌出而出现的间隙,不记录为切牙间隙。切牙段出现间隙按以下标准记分:

0=无间隙

1=一段有间隙

2=两段有间隙

若有疑问,以低标准记分。

4. 中切牙间隙过宽 两颗上颌恒中切牙之间,在正常位接触点出现数毫米的间隙。可按两中切牙近中面之间的最短距离(mm)记录。

5. 上下颌前牙排列最不规则 前牙扭转、错位排列于正常牙弓之外。用CPI探针测量最大排列相邻牙之间不规则部位的距离。测量时探针与殆面平行,与正常牙弓线垂直,探针的顶端置于舌向最突出或扭转的牙的唇面,根据CPI探针的刻度,可以估算出牙不规则的距离,以最短距离(mm)记分。排列不规则可以有前牙拥挤或者不拥挤,如果4颗切牙正常排列的间隙足够而仍有牙扭转或错位,按前牙排列最不规则记分,不按切牙拥挤记分。如果存在侧切牙远中面排列不规则也应记录。

6. 上前牙覆盖 在正中殆位测量切牙间的水平距离。测量时,CPI探针与殆平面平行。

测量上前牙覆盖时,测量最突出的上切牙唇切缘至相应下切牙唇面之间的距离;测量下前牙覆盖时,测量最突出下切牙的唇切边缘至相应上切牙唇面之间的距离,以最接近的毫米数作为最大前牙覆盖进行记分。如果所有的上颌切牙缺失或反殆,则不作为上前牙覆盖记录。对刃殆记录为0。任何下前牙向前或向唇侧突出于上前牙,即为反殆,记录为下前牙覆盖。应以最接近的毫米数记录最大的下前牙覆盖(下颌前突)。下切牙扭转造成的一部分切缘在唇侧(反殆),而另一部分在舌侧的情况不作为下前牙覆盖记录。

7. 前牙开殆 相对应的任何前牙之间出现无垂直性覆盖,可用 CPI 探针测量开殆的程度,以最接近的毫米数记录对应的上下切牙切缘之间的最大距离(mm)。

8. 磨牙前后错位关系 通常依据上下颌第一恒磨牙的关系进行测量。如果由于1颗或2颗第一恒磨牙缺失、未完全萌出或因为广泛龋坏或充填物不能依据磨牙前后关系测量,则可测量恒尖牙和前磨牙的关系。根据咬合时左右两侧出现的偏差情况,以正常磨牙关系的最大偏差记分。记分标准如下:

0＝正常

1＝半个牙尖,下颌第一恒磨牙与正常殆关系相比,向近中或远中错位半个牙尖

2＝一个牙尖,下颌第一恒磨牙与正常殆关系相比,向近中或远中错位一个牙尖

(二)流行特征

1. 年龄分布 乳牙期时,除了前牙反殆,牙颌异常的发病率很低,进入替牙期后,由于乳牙早失或滞留,恒牙早萌或替牙障碍,出现了多种错殆,患病率上升。直到牙齿全部萌出为止,牙颌异常的患病率随年龄增长而升高,再加上某些生长发育异常、口腔不良习惯等,牙颌异常的患病率进一步升高。

2. 性别分布 牙颌异常男女均可患病,在性别之间无明显差异。

二、氟牙症

氟牙症流行程度与饮水氟浓度和人体摄氟量有密切关系,一般用氟牙症患病率和氟牙症指数表示。

氟牙症患病率是指在一个特定时间内某一人群中的患病情况。

(一)指数

为了记录摄取氟引起的釉质不同程度的损害,Dean 将其分为 6 级。根据他的分类法,对某地区受检查者的病损程度确定一个相应的等级,并用数字来表示受检查者所属等级。氟牙症的特点是左右对称,常是多对牙齿甚至全口牙受累,将着色区的面积计算在白垩色面积内,以最严重的一对定级(表 10-2)。

表 10-2　Dean 氟牙症 6 级分类法

病损记分	等级	临床特征
0	正常	釉质半透明、玻璃样结构,釉表面乳白色,光滑而有光泽
0.5	可疑	釉表面正常的半透明轻微改变,从少量白色条纹至偶尔可见的白色斑点,此级可用于不能确诊为"正常"的例子
1	极轻	小的、不透明的纸样白色区,不透明的白色条纹不规则地分散在牙面上,占牙面25%以下,通常包括前磨牙或第二磨牙的牙尖顶端出现1~2 mm 的白色不透明区
2	轻	白色不透明区(白色条纹)更为广泛,但不超过牙面的50%
3	中	所有釉表面受到影响,釉质失去光泽,白垩色超过牙面的50%至全牙面。常有难看的着色(棕色或黄色)

续表

病损记分	等级	临床特征
4	重	所有釉表面为白垩色、釉质发育不全明显,以致影响牙形态,其诊断的主要依据是分散的或融合成片状的坑凹状缺损,棕染广泛。牙齿常出现侵蚀现象

(二)流行特征

1.地区分布 氟牙症的流行具有明显的地区性,其发病与该地区水、土壤、空气中的含氟量过多密切相关,含氟量过高,则氟牙症流行。氟牙症是地方性氟中毒的早期指征,饮用水是摄入氟的一个最大来源,一般认为饮水含氟量以0.8~1 mg/L为宜,超过这个浓度将引起氟牙症的流行。

2.城乡分布 氟牙症在城乡居民中都可发生,农村患病率高于城市。城市与农村的差异可能源于饮水不同,城市居民以自来水为主,含氟量受到控制。农村居民饮水较杂,如果饮用含氟量较高的深井水和河水,患病率就会上升。

3.年龄分布 胎盘对氟有一定的屏障作用,过量的氟难以通过胎盘屏障,所以乳牙较少发生氟牙症,但氟量过高则会透过胎盘,乳牙也可能会患病。慢性氟中毒主要损害恒牙,因此,6岁以后恒牙逐渐萌出,氟牙症的患病率逐渐升高,至12岁左右恒牙全部萌出,造成不可逆转的危害,所以氟牙症患病率维持在一个相对稳定的水平,中年以后因龋病或牙周病可能导致恒牙逐渐脱落,患病率才开始下降。

4.性别分布 氟牙症在男女性别上未发现显著不同。

5.牙位分布 受氟牙症影响最严重的是前磨牙和上中切牙,上颌牙所受影响为下颌牙的2倍。

三、牙本质敏感

牙本质敏感又称牙本质过敏,是牙齿受到外界刺激如温度(冷热)、化学物质(酸甜)以及机械作用(摩擦或咬硬物)等所引起的酸痛症状。其特点是发作迅速,刺激去除后疼痛立即消失。

调查数据显示,在我国20~69岁成年人中,有近三成人每天都会受到牙本质敏感的困扰,而且出现这种症状的人群的比例还在逐年增加,牙本质敏感已经成为中国人非常普遍的口腔疾病。但由于其症状短暂,还没有引起大众的足够重视。

(一)指数

牙本质敏感指数,可根据机械探测和冷刺激敏感部位的疼痛程度分为4度:

0=无痛

1=轻微痛

2=可忍受的痛

3=难以忍受的痛

(二)流行特征

1.性别分布 牙本质敏感男女均可患病,女性发病率稍高于男性。

2.年龄分布 20岁以下年轻人很少发生牙本质敏感,20~69岁发病率随年龄增长而增高,69岁以上人群因牙齿脱落,发病率又有所下降。

3.刷牙习惯 选择刷毛过硬的牙刷,或刷牙过度用力的人群,患牙本质敏感的概率较大。

4.饮食习惯 经常食用酸味水果和碳酸饮料的人群,患牙本质敏感的概率较大。

5.牙位 牙本质敏感好发于前磨牙,最常见的引起牙本质敏感的刺激因素为冷刺激。

Note

四、口腔黏膜疾病

口腔黏膜疾病(oral mucosal diseases)是指发生在口腔黏膜、口腔软组织的多种感染和非感染性疾病。一般可分为两大类,一类是原发于口腔黏膜的疾病;另一类是全身疾病在口腔的表征,主要表现为口腔黏膜的损害。

口腔黏膜疾病好发于颊、舌、唇、腭等部位,临床常见的有溃疡、扁平苔藓、白斑、盘状红斑狼疮、舌炎等。

口腔黏膜疾病的发病原因复杂,有些属于感染性疾病,有些属于变态反应性疾病,也有些与内分泌紊乱有关。口腔黏膜疾病的发病率近年来有上升的趋势。下面仅介绍白斑和扁平苔藓的流行病学情况。

(一)白斑

白斑是指发生在口腔黏膜上的白色损害,不能擦去,在临床上和组织学上不能诊断为其他疾病。在流行病学调查时,评价白斑的指标主要为患病率。

从白斑的流行病学分布看,白斑的好发年龄为40岁以上,且发病率随年龄的增加而增高。白斑患者以男性居多。导致白斑的主要危险因素是吸烟,好发于颊黏膜、上下唇等处。白斑是一种癌前病变,有导致口腔癌的可能。

(二)扁平苔藓

扁平苔藓是一种病变表浅、发展缓慢的皮肤黏膜病。可单独或同时发生于皮肤、口腔黏膜,主要表现为黏膜上的白色线状、网状或环状条纹。在流行病学调查时,扁平苔藓的评价指标主要为患病率。

口腔扁平苔藓的流行病学分布显示,口腔扁平苔藓好发年龄相差较大,但发病最多的还是中年人,女性发病率略高于男性。发病原因尚不明确,严重时亦有癌变的可能。

五、口腔癌

口腔癌(oral cancer)是指发生于舌、口底、腭、牙龈、颊和牙槽黏膜的一种癌症,是世界上10种常见的癌症之一。广义地考虑,唇癌、口咽癌也可包括在口腔癌之中。在我国以舌癌、颊黏膜癌、牙龈癌、腭癌最为常见。尤其是舌癌,近年有直线上升的趋势,占口腔癌发病率的41.8%。

(一)指数

衡量口腔癌的患病情况一般用患病率和发病率,常用十万分之多少来表示。

(二)流行特征

1.地区分布　口腔癌在全世界都有发现,不同地区发病率不同,以东南亚地区发病率最高,这是因为当地居民有咀嚼烟草和槟榔的习惯。在我国,口腔恶性肿瘤占全身恶性肿瘤的8.2%,台湾、海南等地也有嚼槟榔的习惯。

2.年龄分布　口腔癌可发生于所有人群,成年人好发。我国发病高峰为40~60岁,而西方国家的发病高峰在60岁以上,但近年来,不管是我国还是西方国家,患病年龄都有偏大的趋势,可能与人群的平均寿命延长有关,口腔癌的发病率随年龄的增长而升高。

3.性别分布　男女都可发生口腔癌,男性发病率高于女性。但近年来女性的发病率也在上升,这种现象可能与吸烟和饮酒的女性增多有关,也可能与女性从事从前男性从事的职业有关。

4.种族差异　口腔癌在不同种族发病率不同。

六、唇腭裂

唇腭裂是口腔颌面部常见的先天畸形,包括唇裂、腭裂和唇裂合并腭裂三种类型。其患病情况一般用患病率和发病率来评价。根据相关资料统计,其发病率为 1.5‰左右,严重影响人口素质。

(一)指数

1.唇裂的分类 可依据畸形发生的部位和裂隙的程度分为以下类型。

1)单侧唇裂 按其裂隙的程度分为不完全唇裂和完全唇裂。

按裂隙的程度分为Ⅰ度、Ⅱ度及Ⅲ度唇裂。Ⅰ度唇裂仅为红唇缘裂(伴有或不伴有隐性裂);Ⅱ度唇裂包括红唇并延伸至上唇裂但未到达鼻底;Ⅲ度唇裂包括自红唇缘至鼻底的完全性唇裂(此种类型常伴有齿槽突裂或腭裂)。

2)双侧唇裂 ①不完全唇裂。②完全唇裂。③混合型,一侧完全,另一侧不完全。

2.腭裂的分类 可依据畸形发生的部位和裂隙的程度分为以下类型。

1)软腭裂 仅软腭裂开,不分左右,一般不伴发唇裂。包括单纯悬雍垂(腭垂)裂、软腭隐裂(软腭黏膜相连续,肌层分裂)。

2)单侧完全腭裂 软腭完全裂开伴有部分硬腭裂,亦称部分腭裂,亦不分左右。常同时有单侧不完全唇裂。牙槽突或硬腭前部常不裂开。

3)裂隙 自悬雍垂起向前直抵一侧牙槽突裂开,常伴有同侧完全唇裂。

4)双侧完全腭裂 常伴有双侧完全唇裂。裂隙自后向前并在切牙孔部位斜向两外侧,呈"Y"字形裂开,鼻中隔游离悬于中央,这是最严重的一种腭裂畸形。

另外,还有一种常用的腭裂分类法,即将其分为Ⅰ度、Ⅱ度、Ⅲ度腭裂。

Ⅰ度腭裂:只是悬雍垂(腭垂)裂。

Ⅱ度腭裂:部分腭裂,裂开未到切牙孔;根据裂开部位又分为浅Ⅱ度腭裂,仅限于软腭;深Ⅱ度腭裂,包括一部分硬腭裂开(不完全腭裂)。

Ⅲ度腭裂:全腭裂开,由腭垂到切牙区,包括牙槽突裂,常伴发唇裂。

(二)流行特征

1.地区分布 唇腭裂可发生在不同的国家和地区。

2.遗传因素 有 20%左右的唇腭裂患儿显示存在遗传因素,在他们的直系或旁系血亲中,有类似的畸形存在,而这种遗传性可以因生活条件的改变或新陈代谢的变化而发生变化,不是一成不变地遗传给后代。

3.环境因素

1)营养不良 在妊娠的前 3 个月,孕妇因妊娠反应、厌食、慢性疾病、消化吸收不良等造成营养失调,从而影响胎儿发育。

2)病毒感染 在妊娠的前 3 个月患风疹的孕妇,其生出的婴儿很多患有唇腭裂。除风疹病毒外,孕妇被其他病毒感染也可导致婴儿先天畸形。

4.性别分布 男性婴儿发生率比女性婴儿高。

5.其他 妊娠期间胎儿受到创伤,孕妇在妊娠早期长期缺氧,孕妇服用某些影响代谢的药物都可致胎儿畸形。某些化学物质中毒也可导致胎儿先天畸形。另外,还有精神因素,尤其是强烈的精神刺激,也可能导致胎儿畸形。

七、颞颌关节紊乱

颞颌关节紊乱是指由精神因素、社会因素、外伤、微小创伤、殆因素、免疫等多种因素导致的颞下颌关节及咀嚼出现功能、结构与器质性改变的一组疾病的总称。其主要临床表现包括关节及相关咀嚼肌疼痛、关节弹响、开口受限等,为口腔临床常见病和多发病之一。

（一）指数

衡量颞颌关节紊乱的患病情况一般用患病率和发病率,常用百分比来表示。

（二）流行特征

1. 年龄分布 颞颌关节紊乱可发生于所有人群,以20～30岁患病率最高。

2. 创伤因素 一些患者曾有局部创伤史。如曾受外力撞击、突咬硬物、张口过大（如打哈欠）等急性创伤;或有经常咀嚼硬食、夜间磨牙以及单侧咀嚼习惯等。这些因素可能引起关节挫伤或劳损,咀嚼肌群功能失调,对本病的发生也有一定影响。

3. 咬合因素 部分患者有明显的咬合关系紊乱。如牙尖过高、牙齿过度磨损、磨牙缺失过多、不良的义齿、颌间距离过低等。咬合关系的紊乱,可破坏关节内部结构间功能的平衡,促使本病的发生。

4. 全身及其他因素 精神因素与本病的发生也有一定关系。如有些患者有情绪急躁、精神紧张、容易激动等情况。此外,有的患者有风湿病病史,有的发病与受寒有关。

第五节　口腔健康状况调查

口腔健康状况调查(oral health survey)是口腔流行病学中最常用的一种方法,即在一个特定的时间内收集某一人群患口腔疾病的频率、流行强度、分布及流行规律的资料,属于横断面调查。其对了解某人群的口腔健康状况;掌握口腔疾病的流行特征;揭示影响口腔疾病发生的因素及发现口腔疾病的流行趋势有重要意义,可为有计划地开展口腔健康流行病学研究和制订口腔保健工作规划提供科学的依据。

由于口腔健康状况调查是横断面调查,所以调查时间应尽可能短,如调查所用时间拖拉过长,会使所调查疾病及其有关因素发生变化,失去准确性。

一、调查目的

口腔健康状况调查有很强的目的性,必须根据不同的目的确定不同的调查方法和选择不同的人群作为调查对象。一次调查最好不要涉及太多的问题,以免影响调查质量。

口腔健康状况调查的目的有以下几点。

(1)查明口腔疾病在特定时间内的发生率、分布特征及其流行规律。

(2)了解和分析影响口腔健康的因素。

(3)为探索病因,建立和验证病因假设提供依据。

(4)选择合适的预防保健措施和评价预防保健措施的效果。

(5)评估口腔疾病的治疗与需要的人力。

二、调查项目

调查项目即调查涉及口腔健康状况的主要内容,应根据调查目的来确定。一般可将调查项目分为几类,一类是直接口腔健康状况信息,如牙周病、口腔卫生状况等,这些项目将用于调查以后的统计分析。另一类是背景状况信息,如受检查者姓名、性别、年龄、学校名、编号等,这些项目一部分用于统计分析,另一部分用作信息管理。还有一类为问卷调查项目,如与口腔健康有关的知识、态度、行为习惯与生活方式。

选择调查项目必须慎重,应选择那些与调查目的有关的项目,保证把时间和精力集中于必要的调查。但也不能遗漏任何有关的项目,开展一次口腔流行病学调查常会花费大量人力、物力和财力,尤其开展大规模的口腔流行病学调查,常会涉及许多省市,动员很多人员参加,政府也会投入相当多的经费,这种调查常常难以在短期内重复,一旦在设计时遗漏某些重要项目,将会失去很多有价值的信息,带来很难弥补的损失,因此在设计时须考虑周全。根据设计的不同调查内容可将调查项目具体分为一般项目、健康状况项目和问卷调查项目。

（一）一般项目

一般项目包括受检查者的一般情况,如姓名、性别、年龄、职业、民族、籍贯、文化程度、经济状况、宗教信仰、出生地区、居住年限等信息,这些项目常常反映疾病分布的差异,调查以后将这些项目与健康状况项目结合分析,有可能会发现某种口腔疾病的流行特征。一般项目常常列入口腔流行病学调查表的第一部分,可通过询问或从户口本上获得。

（二）健康状况项目

健康状况项目包括各种常见多发的口腔疾病,是口腔健康状况调查的主要内容,根据调查目的而定。最常用的调查项目如龋病、牙周病、牙列状况等,其他如氟牙症、釉质发育不全、口腔黏膜状况、颞颌关节状况等。我国第二次全国口腔健康流行病学抽样调查所确定的调查项目包括冠龋、根龋、牙周状况、口腔卫生、义齿和无殆情况等。

（三）问卷调查项目

除一般项目外,主要包括口腔卫生知识、态度与信念、行为与实践等方面的具体内容,如个人口腔卫生、刷牙与牙刷、牙膏选择、刷牙习惯、龋病与牙周病、预防意识与就医行为等。

口腔健康状况调查项目确定后,应根据具体调查项目设计调查表。根据不同的目的确定的调查项目应设计不同的调查表。根据 WHO 出版的《口腔健康调查基本方法》中列出的调查项目有一般情况、临床评价、口腔黏膜、釉质发育不全、氟牙症、社区牙周指数、附着丧失、牙列状况和治疗需要、戴义齿情况、需义齿情况,牙颌异常、口腔保健需要等项目。

三、指数与标准

根据调查目的确定使用的指数和调查标准。常用的龋病指数有 DMFT、DMFS 等,牙周健康状况用社区牙周指数(CPI),氟牙症用 Dean 指数。

调查标准的确定非常重要,标准不一致可导致所收集的资料缺乏可比性,因此在调查设计时首先要根据目的确定标准。

冠龋的诊断标准:牙的窝沟或光滑面有底部发软的病损,釉质有潜在损害或沟壁软化者即诊断为龋。对于釉质上的白斑、着色的不平坦区、探针可插入的着色窝沟但底部不发软、中到重度氟牙症所造成的釉质上硬的凹陷,均不诊断为龋。

根龋的诊断标准:用 CPI 探针在牙根面探及软的或皮革样的损害即为根龋。

牙周病流行病学诊断标准:WHO 推荐使用 CPI,判断牙龈出血、牙石积聚和牙周袋深度。

氟牙症损害常表现为牙列中对称出现、分布于牙面的水平纹理斑块,WHO 推荐的氟牙症诊断标准为 Dean 指数,以釉质表面光泽度、颜色改变程度、缺损程度和侵犯面积作为依据。

四、调查方法

（一）普查

普查是为了达到早期诊断、早期治疗的目的,常常需在特定时间范围内(一般为 1～2 日或

1～2周），对特定人群中的每一个成员进行的调查或检查，又称全面调查。

其优点是可以发现人群中的全部病例，应查率＞95％，结果可靠。缺点是工作量大，成本高，适用范围较小。

（二）抽样调查

为查明某病或某些疾病在某个地区的现患情况或流行强度，多用抽样调查的方法。所谓抽样即从目标地区的总体人群中，按统计学随机抽样原则抽取部分作为调查对象，这个程序称为抽样。被抽到的人群称为样本人群。抽样调查是用样本人群调查的结果，推断总体人群的现患情况。前提条件是抽取的数量足够大，调查的数据可靠。其优点为省时间、省劳力和省经费，且所得资料同样具有代表性。

抽样的方法有以下几种。

1. 单纯随机抽样　按一定方式以同等的概率进行的抽样称单纯随机抽样。此种抽样可以使用随机数字表，也可以使用抽签的方式来抽取样本。它是最基本的抽样方法，也是其他抽样方法的基础。

2. 系统抽样　又称间隔抽样、机械抽样。将抽样对象按次序编号，分为 n 组，先在第一组随机抽取第一个调查对象，然后依次按一定间隔在各组抽样，组成 n 个样本。

3. 分层抽样　先将总体按某种特征分成若干个"层"，再在每个层中用随机方式抽取调查对象，将各层所抽取的调查对象合成一个样本，称分层抽样。常用的分层类别有年龄、性别、居住地、文化程度、经济条件等。分层抽样适用于总体分布不甚均匀的资料。

4. 整群抽样　就是以整群为抽样单位。从总体中随机抽取若干群为调查单位，然后对每个群内所有对象进行检查。

5. 多级抽样　又称多阶段抽样。在进行大规模调查时，常把抽样过程分为几个阶段，每个阶段可采用单纯随机抽样，也可将以上各种方法结合起来使用。

口腔流行病学调查方法很多，在使用时我们应根据不同情况加以选择，除了以上这些调查方法外，WHO 还推荐了两种调查方法。

1）试点调查　又称预调查。为了在调查前初步了解被调查群体患病特点，制订调查计划，有时须先进行试点调查，WHO 推荐先对有代表性的 1～2 个年龄组少数人群进行调查，通常为 12 岁组，加另一个年龄组，以获得少量的参考资料，以便制订调查计划。

2）捷径调查　采用分层整群抽样技术，涵盖不同患病水平的重要年龄组，确定任一样本点的指数年龄组调查人数。由于这种方法只调查有代表性的指数年龄组的人群，可以在较短时间内了解某群体口腔健康状况，节省时间和人力，经济实用，故称为捷径法。

知识链接 10-1

五、样本含量

样本含量大小会影响调查效果，含量太小则抽样误差大，不易获得能说明问题的结果；含量太大则造成浪费。样本含量的确定随所采用的流行病学方法类型不同而不同，依据调查对象的变异情况、患病率大小、要求的精确度和把握度大小而定。一般来说，调查对象变异大、患病率低、调查者对调查要求的精确度和把握度大，所需的样本含量就大，反之则小。现况调查样本含量估计常用以下公式：

$$n = k \times q/p$$

式中：n 为受检查人数；p 为某病预期现患率；$q = 1 - p$；k 值根据研究项目的允许误差大小以及检验水准（α 值）大小而确定。

如 $\alpha = 0.05$ 时，当允许误差为 10％（$0.1p$）时，$k = 400$；当允许误差为 15％（$0.15p$）时，$k = 178$；当允许误差为 20％（$0.2p$）时，$k = 100$。

Note

六、误差与预防方法

现况调查中可能出现的误差有两种：一种为随机误差，是由抽样造成的误差；另一种为系统误差，或称偏倚或偏性，包括选择性偏倚和无应答偏倚。

(一)抽样误差

在抽样调查中，总是存在抽样误差，这是由于个体差异造成的，不可能完全避免。但是，我们可以通过抽样设计（如分层抽样可使层内变异减少）或者适当加大样本含量，来控制抽样误差。

(二)选择性偏倚

在调查过程中样本人群的选择不是按照抽样设计的方案进行，而是随意选择，由于调查对象的代表性很差，破坏了同质性，使调查结果与总体人群患病情况之间产生的误差，称为选择性偏倚。例如，用医院病例说明人群患病情况，显然有误差。

(三)无应答偏倚

在随机抽样时，属于样本人群中的受检查者，由于主观或客观原因未能接受检查而漏查即为无应答偏倚。如未接受检查的人数达到抽样人数的 30%，应答率仅有 70%，结果就难以用来估计总体的现患率。

防止的方法是在调查前做好组织工作，对受检查者做好教育宣传工作，努力改善调查方式，使受检查者积极配合。

(四)信息偏倚

在获得信息的过程中出现各种误差而产生的偏倚称信息偏倚。它主要来自三个方面。

1. 因检查器械等造成的测量偏倚 在龋病、牙周病流行病学研究中，各指数的应用基于临床检查。因此，检查器械不规范，现场工作条件差（如光线不足等），都可造成系统误差。防止的办法是按规定使用标准检查器械，并保持稳定的环境条件。

2. 因调查对象引起的偏倚 在询问疾病的既往史和危险因素时，调查对象常常因时间久远，难以准确回忆而造成回答不准确，这种偏倚称回忆偏倚。有时调查对象对询问的问题不愿意真实回答，使结果产生误差，这种偏倚称报告偏倚。

防止的办法是设计中尽量提供可能的回忆目标，对一些敏感的问题采用间接询问法、对象转移法等以保证信息的可靠。

3. 因检查者引起的偏倚 由于检查者的某种原因造成检查结果有误差，为检查者偏性。检查者偏性有以下两种。

1）检查者之间偏性（inter-examiner bias） 不同的检查者对同一受检查者做口腔检查时，由于标准掌握不一致，导致结果有误差，为检查者之间偏性。

2）检查者本身偏性（intra-examiner bias） 一名检查者给一名受检查者做口腔检查时，前后 2 次检查结果不一致。

防止检查者偏性的办法：①疾病的诊断标准要准确。②调查前要认真培训，对于诊断标准要统一认识。③调查前要做标准一致性试验。

标准一致性试验也就是可靠度检验，包括检查者本身可靠度检验和检查者之间可靠度检验。有多种方法可以用来评估检查者之间与检查者本身的一致性，最简单的方法是记分之间一致的百分比，即 2 名检查者给受检查者相同记分的百分比。对于患病率低的疾病的检查者，这种方法的可重复性差。更可靠的评估检查者之间一致性的方法为 Kappa 统计法。

七、数据整理和统计方法

(一)数据的整理

在口腔流行病学的现场调查完成后,会收集到大量的数据资料。为了保证资料的完整性和准确性,就必须要对收集到的数据资料进行细致的整理,步骤如下所示。

1.核对 首先要对所有数据进行认真核对。对调查表中的每一个项目都要仔细检查,如一般项目是否相符、口腔健康状况项目中是否有缺漏、有无不符合逻辑的错误、有无异常值等,如发现有错误,需要及时纠正。

2.分组 核对资料无误后,根据资料类型进行分组归类。一般按不同地区及不同人群的特征,如性别、年龄、城乡、种族等分组,也可按照某种疾病的严重程度分组。分组是口腔流行病学调查分析时保证比较的各组"同质"的重要步骤,而不恰当的分组可能会造成错误的结论。

3.计算 资料正确分组后,清点每组中的频数,也可以计算合计数。可用统计软件进行。

(二)统计指标

1.计量资料的统计指标 计量资料是用定量的方法对每个观察单位测定某项指标所得的资料。这类资料多用测量工具或仪器获得。

1)平均数(average) 计量资料统计描述常用平均数,它是反映一组性质相同的观察值的平均水平或集中趋势的统计指标。当观察值的个数不多时,可用直接法计算均数,公式为

$$\bar{x} = \frac{\sum x}{n} = \frac{x_1 + x_2 + \cdots + x_n}{n}$$

当观察值较多时,可用加权法计算。公式为

$$\bar{x} = \frac{f_1 x_1 + f_2 x_2 + \cdots + f_k x_k}{f_1 + f_2 + \cdots + f_k} = \frac{\sum fx}{\sum f}$$

式中:$\bar{x}$ 代表均数;$\sum$ 为求和的符号;x 代表变量(观察值);f 代表频数;$\sum fx$ 代表各变量乘频数后相加的总和;$n = \sum f$,代表受检查人数。

例如,调查某学校学生口腔健康情况,其中 12 岁组男生共 120 人,检出 108 颗龋齿,则平均每人患龋齿数为

$$\bar{x} = 108/120 = 0.9$$

即 120 名 12 岁组男生平均每人患 0.9 颗龋齿。

2)标准差(standard deviation) 标准差(s)是用来表示一组观察值之间的变异程度,即离散程度。如检查两组儿童患龋病的情况,每组检查 8 人,龋齿数为 24,龋均为 3,但每组患龋情况的分布不尽相同:一组为 3、4、2、2、5、3、4、1;另一组为 0、1、1、9、8、1、2、2。前组分布比较集中,即个人患龋的牙数变异较小,而后者比较分散,变异较大。

标准差的计算方法,如数值较少可利用计算器的统计计算功能,将龋的频数分别输入,即可得标准差,若用计算机做资料统计,则更为方便。在不具备计算机与计算器的情况下,如数值较少可用直接法计算,如相同观察值的资料较多可用加权法计算。

计算法公式如下。

直接法:

$$s = \sqrt{\frac{\sum x^2 - \frac{(\sum x)^2}{n}}{n-1}}$$

加权法:

$$s = \sqrt{\frac{\sum fx^2 - \dfrac{(\sum fx)^2}{\sum f}}{\sum (f-1)}}$$

2. 计数资料的统计指标 计数资料是按观察单位的某种特征(或属性)分类,再清点各观察单位的个数所得到的资料。这类资料可计算相对数。

1)标准误(standard error) 在抽样调查中,由于抽样造成的样本均数(或率)与总体均数(或率)之间出现差异,称抽样误差。标准误是用来表示抽样误差的大小的指标。均数标准误计算公式为

$$s_{\bar{x}} = s/\sqrt{n}$$

式中:s 是标准差;n 是样本含量。

例如,均数的标准差为 1.25,样本含量为 120,则标准误为

$$s_{\bar{x}} = s/\sqrt{n} = 1.25/\sqrt{120} = 0.11$$

率的标准误计算公式为

$$s_p = \sqrt{p(1-p)/n}$$

式中:p 代表样本率;n 为样本量。

例如,调查 200 名 18 岁青年患龋病情况,得到患龋率 60%,标准误为

$$s_p = \sqrt{p(1-p)/n} = \sqrt{60\% \times (1-60\%)/200} = 3.46\%$$

2)率(rate) 率是用来说明某种现象发生的频率或强度。在评价口腔疾病的患病状况时,常用率的大小来表示人群中疾病的状况。率常用 100、1000 等为基数,计算公式如下:

$$率 = \frac{发生某现象的实际人数}{可能发生某现象的总人数} \times 100\%$$

例如:检查 12 岁男孩 120 人,患龋病人数为 60 人,则患龋率为 50%。

3)构成比 构成比是用来说明某事物内部各个构成部分所占的比重大小。以龋病为例,龋、失、补的牙数各占龋总数的百分比即为龋、失、补的构成比。计算公式如下:

$$构成比 = \frac{某一构成部分的个体数}{事物各构成部分个体数的总和} \times 100\%$$

一组构成比之和应为 100%。

例如:检查 12 岁男孩 120 人的患龋病情况,其中未治龋 60 颗,龋失 8 颗,因龋齿充填牙 22,则其龋、失、补的构成比分别为

$$龋的构成比 = 60/90 \times 100\% = 66.67\%$$
$$失的构成比 = 8/90 \times 100\% = 8.89\%$$
$$补的构成比 = 22/90 \times 100\% = 24.44\%$$

(三)数据的统计分析

统计推断指由样本推断总体,主要包括两个重要的方面:参数估计和假设检验。

1. 参数估计 参数估计就是用样本指标(称为统计量,statistic)来估计总体指标(参数,parameter)。常用两种方法:点估计(point estimation)和区间估计(interval estimation)。

点估计:在服从正态分布的总体中随机抽取样本,直接用样本均数来估计总体均数,用样本标准差来估计总体标准差。该方法简单易行,但没有考虑抽样误差,然而抽样误差在抽样研究中是客观存在的、不可避免的,同一总体中会随着不同的样本对总体参数做出不同的点估计。

区间估计:按一定的概率(可信度)估计未知的总体参数可能所在的范围(或称可信区间)。

Note

区间估计是在随机抽取样本后,考虑抽样误差存在的情况下的估计方法,较为准确可靠。统计学上通常用 95%(或 99%)可信区间表示总体参数有 95%(或 99%)的概率在某一范围,可根据资料的条件选用不同的方法。在实际工作中,总体均数的 95%可信区间更为常用。

计量资料时:

大样本(一般大于 100 例)95%可信区间为 $\bar{x} \pm 1.96 s_{\bar{x}}$。99%可信区间为 $\bar{x} \pm 2.58 s_{\bar{x}}$。

如 $\bar{x} = 1.2$、$s_{\bar{x}} = 0.15$、$n = 120$ 时:

95%可信区间为 $1.2 \pm 1.96 \times 0.15$,即 $0.91 \sim 1.49$。

99%可信区间为 $1.2 \pm 2.58 \times 0.15$,即 $0.81 \sim 1.59$。

计数资料时,当 n 足够大,且 p 不接近零时:

总体率的 95%可信区间为 $p \pm 1.96 S_p$。

总体率的 99%可信区间为 $p \pm 2.58 S_p$。

2. 假设检验 在抽样研究中,如果要比较两个或几个总体的参数是否相同,也只能分别从这些总体中抽取样本,根据这些样本的统计量做出统计推断,来比较总体参数是否相同。首先建立假设,确定检验水准 α,一般定为 0.05。然后根据资料类型选择相应的统计量(如 t 值、u 值、F 值等),根据统计量确定 χ^2 值,以 χ^2 值与检验水准 α 比较,若 $P \leqslant 0.05$,则比较两组差异有统计学意义;若 $P > 0.05$,则比较两组差异无统计学意义。由此判断结果。数据统计分析现常用统计软件计算。常用统计软件有 SPSS(社会统计程序包,statistical package for social science)、SAS(统计分析系统,statistical analysis system)等。

统计资料一般分为计量资料与计数资料,不同的统计资料有不同的统计学方法。在口腔流行病学调查中常用的统计分析方法如下:

1)计量资料常用的统计分析方法

(1)完全随机设计两样本均数的比较:用 t 检验或 u 检验时,要求样本服从正态分布,并且两样本方差齐同。如果资料满足上述要求,样本含量小时,用下式计算统计量:

$$t = \frac{\bar{x_1} - \bar{x_2}}{s_{\bar{x_1} - \bar{x_2}}}$$

大样本用下式计算:

$$u = \frac{\bar{x_1} - \bar{x_2}}{\sqrt{\dfrac{s_1^2}{n_1} + \dfrac{s_2^2}{n_2}}}$$

例如:2017 年抽样调查某市患病情况,检查 12 岁男、女各 350 人,结果男性龋均为 1.5,女性龋均为 2.0,男、女龋均的标准差分别为 1.60 和 2.20,问男女患龋情况是否有差异。

假设检验:男性与女性龋均来自同一总体,其差异是由抽样误差所致。

计算 u 值:

$$u = \frac{\bar{x_1} - \bar{x_2}}{\sqrt{\dfrac{s_1^2}{n_1} + \dfrac{s_2^2}{n_2}}} = \frac{2.0 - 1.5}{\sqrt{\dfrac{1.6^2}{350} + \dfrac{2.2^2}{350}}} = 3.44$$

确定 P 值:当 $u = 1.96$ 时,$P = 0.05$;$u = 2.58$ 时,$P = 0.01$,u 值越大,P 值越小,本例 $u > 2.58$,故 $P < 0.01$。

判断结果:本例男、女龋均的差异有统计学意义($P < 0.01$),故可以认为女性龋均明显高于男性。

(2)完全随机设计多个样本均数的比较:用方差(F)检验、秩和检验等。

(3)组间两两比较:当多组样本之间经方差分析差异有统计学意义时,不代表每两个组之间差异都有统计学意义,要想判断哪两组之间差异有统计学意义,需要进行组间两两比较。

2)计数资料常用的统计分析方法

(1)两个样本率差异的比较:大样本常用两个率的 u 检验。

例如:2016 年抽样调查某市患病情况,检查 12 岁男、女各 500 人,结果男性患龋人数 150 人,女性患龋人数为 200 人,问男女患龋率是否有差异。

A. 检验假设:男性与女性患龋率是相同的,其差异是由抽样误差引起的。

B. 计算 u 值:本例 $p_1 = 150/500 = 30\%$,$q_1 = 70\%$,$p_2 = 200/500 = 40\%$,$q_2 = 60\%$。

$$u = \frac{p_1 - p_2}{s_{p_1 - p_2}} = \frac{p_1 - p_2}{\sqrt{s_{p_1}^2 + s_{p_2}^2}} = \frac{p_1 - p_2}{\sqrt{\dfrac{p_1 q_1}{n_1} + \dfrac{p_2 q_2}{n_2}}}$$

$$u = \frac{p_1 - p_2}{\sqrt{\dfrac{p_1 q_1}{n_1} + \dfrac{p_2 q_2}{n_2}}} = \frac{40\% - 30\%}{\sqrt{\dfrac{30\% \times 70\%}{500} + \dfrac{40\% \times 60\%}{500}}} = 3.33$$

C. 确定 P 值:u 值越大,P 值越小,本例 $u > 2.58$,故 $P < 0.01$。

判断结果:本例男女患龋率的差异有统计学意义($P < 0.01$),故可以认为女性患龋率比男性高。

(2)卡方(χ^2)检验 χ^2 检验是比较两个或两个以上样本率和构成比之间差别的假设检验方法。一般四格表资料的专用公式如下:

$$\chi^2 = \frac{(ad - bc)^2 n}{(a+b)(c+d)(a+c)(b+d)}$$

例如:某医院在某市检查发现汉族小学生 500 人,患龋人数 120 人,检查相同的回族小学生 100 人,患龋人数 20 人,汉族和回族小学生的患龋率是否有差异。

检验假设:汉族和回族小学生患龋率是相同的,都等于两组总的患病率。

计算 χ^2 值(表 10-3)。

表 10-3　汉族与回族小学生患龋率比较

民族	患龋人数	未患龋人数	合计
汉族	120(a)	380(b)	500($a+b$)
回族	20(c)	80(d)	100($c+d$)
合计	140($a+c$)	460($b+d$)	600(n)

$$\chi^2 = \frac{(120 \times 80 - 380 \times 20)^2 \times 600}{140 \times 460 \times 500 \times 100} = 0.745$$

确定 P 值,判断结果。

自由度 $v = ($行数$-1)($列数$-1)$。

本例 $v = (2-1)(2-1) = 1$。

查 χ^2 界值表,$v\ 0.05(1) = 3.84$,本例 $\chi^2 = 0.745 < 3.84$,所以,$P > 0.05$。

判断结果,本例汉族和回族小学生的患龋率差异无统计学意义,不可以认为汉族和回族小学生的患龋率不同。

本章小结

本章主要介绍口腔流行病学的基本知识,包括定义、研究对象、研究方法以及口腔疾病的流行因素。通过本章学习,使学生掌握口腔疾病流行病学调查的原则;口腔疾病评价的常用指数。熟悉口腔流行病学的基本方法;口腔疾病的患病状况及流行因素。了解口腔健康状况调

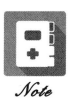

查的资料整理与分析。

 能 力 检 测

在线答题

填空题

1.牙周健康调查WHO推荐的是_____指数,英文缩写为_____。

2.简化口腔卫生指数需要检查_____、_____、_____、_____的唇(颊)面和_____、_____的舌面共6个牙面。

3.对于在口腔流行病学的现场调查收集到的数据资料,要进行细致的整理,包括_____、_____、_____。

简答题

1.口腔流行病学的主要作用。

2.口腔健康状况调查的目的。

3.牙周健康指数有哪些?

(李　红)

参考答案

参考文献

[1] 张震康,樊明文,傅民魁.现代口腔医学[M].北京:科学出版社,2003.

[2] 张国辉.口腔预防医学[M].北京:科学出版社,2005.

[3] 顾长明.口腔预防医学[M].北京:人民卫生出版社,2003.

[4] 胡德渝.口腔预防医学[M].6版.北京:人民卫生出版社,2012.

[5] 孙秀发,凌文华.临床营养学[M].3版.北京:科学出版社,2016.

[6] 岳松龄.龋病病因学与发病机制研究的回顾——龋病学研究百年回顾与展望之五[J].牙
体牙髓牙周病学杂志,2007,17(2):61-65.

[7] 李月,吕俊峰.口腔预防医学[M].3版.北京:人民卫生出版社,2014.

[8] 徐韬.预防口腔医学[M].2版.北京:北京大学医学出版社,2013.

[9] 阳宏林,陈斌.口腔预防医学[M].天津:天津科学技术出版社,2016.

[10] 万前程.口腔预防保健[M].北京:高等教育出版社,2005.

[11] 唐瑞平.口腔预防医学[M].江苏:江苏科学技术出版社,2013.

[12] 任彦萍.口腔预防医学[M].北京:中国医药科技出版社,2015.